看護・リハビリに活かす

循環器ケアと早期離床
ポケットマニュアル

監修 ఍川 元
　　 永谷 悦子

丸善プラネット株式会社

日本離床研究会
JAPANESE SOCIETY FOR EARLY AMBULATION

(本書は日本離床研究会の全面協力により作成されました.)

執筆者一覧

● 監修
- 曷川　元 ………………… 日本離床研究会
- 永谷　悦子 ……………… 日本離床研究会

● 編集協力
- 徳田　雅直 ……………… 大和成和病院

● 著者
1. 足立　拓也 …………… 兵庫医科大学病院
2. 垣添　慎二 …………… 北九州市立医療センター
3. 田島　有美 …………… フクダ電子株式会社（看護師）
4. 徳田　雅直 …………… 大和成和病院
5. 増居　洋介 …………… 北九州市立医療センター
6. 村中　宏彰 …………… 八尾徳洲会病院

Introduction

はじめに

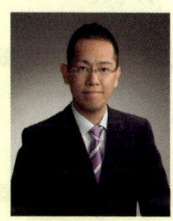

　早期離床の必要性を訴えようと始めた日本離床研究会の"草の根運動"も5年目を迎えました．多くの臨床家のお力添えをいただき，少しずつではありますが離床の概念が浸透している感があります．その一方で「起こせば良くなる」といった迷信的な根拠からむやみに離床させ，かえって状態を悪化させてしまうケースも散見されます．急性期における離床は行う時期を適確に見極めなければ悪影響を及ぼす危険もあり，しっかりとした評価をもとに行動する必要があるのです．こうした離床時期の見極めは，非常に難しいのが現状ですが，必要な知識を持つことで，安全かつ確実なアプローチが実現できます．「離床に必要な知識を一人でも多くの人に理解して欲しい」そんな想いからこのポケットマニュアルを作成しました．臨床で忘れがちな知識を「呼吸」「循環」「脳神経」「整形」の4冊に集約しております．学生さんからベテランまで幅広くお役立ていただき，是非「早期離床」の普及にお力添えください．

　最後に，本書を作成するに当たり多大なご協力を頂いた日本離床研究会メンバーの皆様，循環シリーズの編集にご尽力いただいた大和成和病院 徳田雅直先生，細部にわたる修正に最後までお付き合いいただいたデザイナーの品川幸人様，ささきみお様に深謝いたします．

日本離床研究会
曷川　元

本書のご使用方法

このポケットマニュアルは，離床に必要な基礎知識を「本体」に，各科で必要な知識を「各論」編に収録しています．

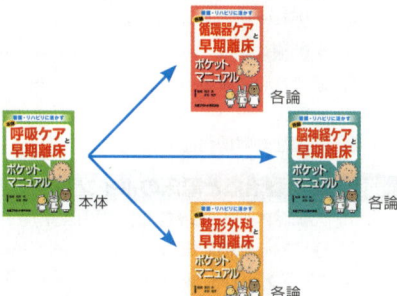

看護・リハビリに活かす
循環器ケアと早期離床ポケットマニュアル

>> もくじ

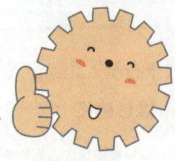

第Ⅰ章　早期離床概論
1. 離床の基礎理論 ……………………………………… 001
2. 離床の開始基準・中止基準 ………………………… 002
3. 離床プロトコール …………………………………… 008

第Ⅱ章　離床に必須の解剖・生理
1. 心臓の解剖 …………………………………………… 015
2. 心臓の弁 ……………………………………………… 016
3. 大血管の解剖 ………………………………………… 017
4. NYHAによる冠動脈区画と名称 …………………… 018
5. 血液循環と生理 ……………………………………… 019

第Ⅲ章　主要疾患と離床時の留意点
1. 虚血性心疾患 ………………………………………… 022
2. 心不全 ………………………………………………… 031
3. 心タンポナーデ ……………………………………… 035
4. 心原性ショック ……………………………………… 036
5. 心臓弁膜症 …………………………………………… 037
6. 大動脈疾患 …………………………………………… 039
7. 感染性心内膜炎（IE） ……………………………… 043
8. 心筋炎 ………………………………………………… 044
9. 閉塞性動脈硬化症（ASO） ………………………… 045

第Ⅳ章　各種治療と離床のポイント
1. 大動脈内バルーンパンピング（IABP） …………… 047
2. 経皮的心肺補助法（PCPS） ………………………… 050
3. ペースメーカー ……………………………………… 052

   4. 除細動 …………………………………………………… 055
   5. 血液浄化法 ……………………………………………… 057

第Ⅴ章　離床に必要な検査・周辺機器のチェックポイント

   1. 心カテーテル検査 ……………………………………… 066
   2. 心エコー ………………………………………………… 069
   3. 心電図 …………………………………………………… 074
   4. ホルター心電図 ………………………………………… 091
   5. 運動負荷試験 …………………………………………… 092
   6. スワンガンツカテーテル ……………………………… 097
   7. 中心静脈圧（CVP）……………………………………… 099
   8. 血液データ ……………………………………………… 100
   9. 胸部レントゲン ………………………………………… 101

第Ⅵ章　循環のフィジカルアセスメント

   1. 視診・触診のポイント ………………………………… 104
   2. 聴診のポイント ………………………………………… 106
   3. 離床前後に気にすべき症候と病態 …………………… 109

第Ⅶ章　早期離床と心臓リハビリテーションの実際

   1. 良肢位保持 ……………………………………………… 110
   2. ドレーン・ライン類のさばき方 ……………………… 111
   3. 開心術後の起き上がり方 ……………………………… 113
   4. 起立性低血圧対策 ……………………………………… 114
   5. 運動療法 ………………………………………………… 115

第Ⅷ章　退院指導

   1. 運動指導 ………………………………………………… 126
   2. 栄養指導・食事指導 …………………………………… 132

第Ⅸ章　薬剤

   1. よく使用される薬剤 …………………………………… 133

Ⅰ-1 早期離床概論
離床の基礎理論

1 早期離床の定義（日本離床研究会による）

- 「手術や疾病の罹患によって起こる臥床状態から、できるだけ早期に座位・立位・歩行を行い、日常生活動作の自立へ導く一連のコンセプト」

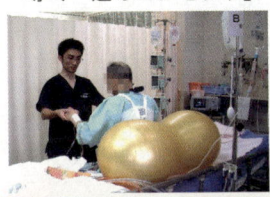
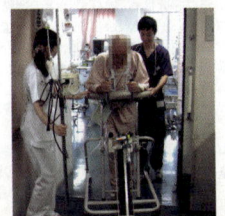

2 循環器領域におけるリハビリの安全性

急性心筋梗塞後の心臓リハビリテーション

- 治療を要する心事故の発生率：0.021%（85/402,162件）
- 重篤な心事故※の発生率：0.005%（19/402,162件）

  ※ 死亡，心停止，急性心筋梗塞，心破裂

①急性期（発症1週間以内）：17件
②正式な回復期心リハビリ；皆無（推計；281,942件）
  （発症1週間以降，運動負荷試験に基づく）
③非正式な回復期心リハビリ：2件
  （発症1週間以降，運動負荷試験に基づかない運動）

循環器病研究委託費（15-指2）研究班：心臓リハビリテーション（JJCR）第13巻第1号：P49-52, 2008. より引用

ここがポイント！

適切な管理のもとであれば、循環器疾患でも安全に離床や運動療法を実施することが可能となります。

I-2 早期離床概論
離床の開始基準・中止基準

1 離床の開始基準（日本離床研究会による）

・離床前に下記の状態であれば，積極的な離床は避けます．

離床の開始基準
- 強い倦怠感を伴う 38.0℃ 以上の発熱
- 安静時の心拍数が 50 回/分以下 または 120 回/分以上
- 安静時の収縮期血圧が 80mmHg 以下（心原性ショックの状態）
- 安静時の収縮期血圧が 200mmHg 以上または 拡張期血圧 120mmHg 以上
- 安静時より危険な不整脈が出現している
  （Lown 分類* 4b 以上の心室性期外収縮，ショートラン，R on T，モービッツⅡ型ブロック，完全房室ブロック）
- 安静時より異常呼吸が見られる（異常呼吸パターンを伴う 10 回/分以下の徐呼吸，CO_2 ナルコーシスを伴う 40 回/分以上の頻呼吸）
- P/F 比（PaO_2/FiO_2）が 200 以下の重症呼吸不全
- 安静時の疼痛が VAS 7 以上
- 麻痺など神経症状の進行が見られる
- 意識障害の進行が見られる

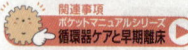 Lown 分類 ⇒ P080　　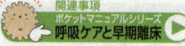 疼痛アセスメント ⇒ P026

2 離床の中止基準

・離床中に下記の状態になった場合，離床を中止し，再評価します．

離床の中止基準
- 脈拍が 140 回/分を超えたとき（瞬間的に超えた場合は除く）
- 収縮期血圧に 30 ± 10mmHg 以上の変動が見られたとき
- 危険な不整脈が出現したとき
  （Lown 分類 4b 以上の心室性期外収縮，ショートラン，R on T，モービッツⅡ型ブロック，完全房室ブロック）
- SpO_2 が 90% 以下となったとき（瞬間的に低下した場合は除く）
- 息切れ・倦怠感が修正ボルグスケールで 7 以上になったとき
- 体動で疼痛が VAS 7 以上に増強したとき

※心疾患を合併している場合は，循環器理学療法の基準（→P003）を参照のこと
※症例・病態によってはこの基準が該当しない場合があるので総合的に評価し離床を進めること

曷川元編：実践！早期離床完全マニュアル．慧文社，P145，2007．より引用

3 急性心筋梗塞の離床中止基準

①自覚症状(胸痛・呼吸困難・動悸・めまい・ふらつきなど)が出現した場合
②安静時心拍数 120 回 / 分以上 運動時は 40 回 / 分以上上昇した場合
③安静時と比較して,収縮期血圧が 30mmHg 以上上昇,もしくは 10 ～ 20mmHg 低下した場合
④心電図変化
　・ST 上昇型…2mm 以上 ST が上昇した場合
　・水平・下降型…1mm 以上 ST が低下した場合
⑤重篤な不整脈の出現
　・Lown 分類 4b 以上の心室性期外収縮が出現した場合
　・心室性期外収縮から心房細動へ移行した場合
　・10 回 / 分以上の運動誘発性期外収縮が出現した場合

聖マリアンナ医科大学病院リハビリテーション部理学療法科 編:理学療法リスク管理マニュアル第 2 版,三輪書店:P57,2006. より引用

4 開胸術後の中止基準

- 以下の状態の時には,積極的な理学療法を避けます.

①術後新たに発生した心房粗動・心房細動などの不整脈がコントロールされていない状態
②ドレナージされた心嚢液の量が多い(血性拍動性)
③前日に比べ,著しい心拍や血圧の変動
④ST の上昇や低下(2mm 以上)
⑤心タンポナーデ様症状
⑥安静時心拍が (220-age) × 0.7 ～ 0.75 を超える場合
⑦安静時収縮期血圧が 160 ～ 200mmHg 以上
⑧座位だけでも起立性低血圧が出る場合
⑨心不全症状がある (起座呼吸・呼吸困難)
⑩ Lown 分類 4b 以上の心室性期外収縮
⑪安静時から胸痛がある場合
⑫周術期心筋梗塞発症直後
⑬危険行為がある症例で医療スタッフがコントロール不可能な場合

西村真人ほか:理学療法士による冠動脈バイパス術後の早期重点的介入効果.心臓リハビリテーション第 11 巻第 2 号:315-319,2006. より引用改変

5 大血管術後の離床中止基準（日本離床研究会による）

・以下の状態の時には積極的な離床を避けます．

離床前

☐ 炎症所見の増悪を認める（発熱・CRP 値の上昇など）
☐ 胸腔ドレーンからの連続した血性排液量の増加
☐ 収縮期血圧が 140mmHg を超えている場合
☐ 心拍数が 120 回／分を超えている場合
☐ 安静時より VAS が 7 以上の場合

離床中

☐ 収縮期血圧が持続的に 160mmHg を超えた場合
☐ 心拍数が持続的に 140 回／分を超えた場合
☐ 酸素化能の急激な悪化を認めた場合
　（SpO$_2$ が持続的に 90％以下もしくは離床時に 4％低下）
☐ 危険な不整脈が出現した時
　（Lown 分類 4b 以上の心室性期外収縮，ショートラン，R on T，モービッツⅡ型ブロック，完全房室ブロック）

6 大動脈解離（保存療法）の離床中止基準（日本離床研究会による）

・以下の状態の時には積極的な離床を避けます．

☐ 収縮期血圧が 130mmHg 以上の場合
☐ 血圧の左右差が前回の測定時に比べて著しく拡大した場合
☐ ST 低下を伴う心電図変化を認めた場合
☐ 心嚢液の貯留が甚だしい場合
☐ 酸素化能の急激な悪化を認めた場合
　（SpO$_2$ が持続的に 90％以下もしくは離床時に 4％低下）
☐ 激しい痛みの出現
☐ 意識状態の増悪
☐ 新たな麻痺の出現
☐ 腹部膨満感を伴う便意を頻繁に訴えた場合

7 心不全の離床基準（離床前）

- 離床前に採点し，合計点で行うか判断します．

	点数		点数
1. 食欲不振，嘔気，嘔吐	0.5	9. 心拡大	1
2. 運動時動悸	0.5	10. X線写真肺門部うっ血	1
3. 不明の体重増加	0.5	11. 肺活量減少	1
4. 夜間多尿	0.5	12. 循環時間延長	1
5. 疲労	1	13. 静脈圧上昇	1
6. 尿量減少	1	14. 発作性夜間呼吸困難	2
7. 浮腫	1	15. 肺湿性ラ音	2
8. 運動時呼吸困難	1	16. 起座呼吸	4

5点以上：心不全（運動中止）
4～3点：心不全疑い（運動制限）
2～1点：要観察（運動継続）

土肥豊：リハビリテーションのための内科的管理．福井圀彦（編）：脳卒中・その他の片麻痺．第2版 リハビリテーション医学全書14．医歯薬出版．P524．1994．より引用改変

8 心不全における離床継続検討基準（曷川 2009）

- 前回離床時と比較して，以下の項目を認めた時には，離床を一時見合わせ，再検討します．

☐ 意識レベルの低下を認める
☐ 呼吸困難感の増強を認める
☐ 前回離床時に認めなかった自覚症状（めまい・動悸・倦怠感）が出現している
☐ 前回離床時に認めなかった不整脈が出現している
☐ 尿量が著明に減少している
☐ 浮腫を伴い体重の増加が見られる
☐ 胸部X線上，CTRの拡大が見られる
☐ 胸部X線上，肺静脈陰影の増強が見られる

9 慢性心不全

- 以下の基準に属さなければ，運動療法は実施可能です．

■ **NYHA Ⅱ** Ⅱ度で，少なくとも過去1週間において，心不全症状や身体所見の増悪がない

■ **NYHA Ⅲ** Ⅲ度で，体液量が適正に管理されている（中等度以上の下肢浮腫，肺うっ血がない）

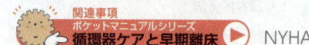

NYHA の心機能分類 ⇨ P034

● 心不全の運動療法の禁忌

Ⅰ．絶対的禁忌	1. 過去1週間以内における心不全の自覚症状（呼吸困難，易疲労性など）の増悪 2. 不安定狭心症または閾値の低い（平地ゆっくり歩行，2METsで誘発される）心筋虚血 3. 手術適応のある重症弁膜症，特に大動脈弁狭窄症 4. 重症の左室流出路狭窄（閉塞性肥大型心筋症） 5. 未治療の運動誘発性重症不整脈（心室細動，持続性心室頻拍） 6. 活動性の心筋炎 7. 急性全身性疾患または発熱 8. 運動療法が禁忌となるその他の疾患（中等度以上の大動脈瘤，重症高血圧，血栓性静脈炎，2週間以内の塞栓症，重篤な多臓器障害など）
Ⅱ．相対的禁忌	1. NYHA Ⅳ度または静注強心薬投与中の心不全 2. 過去1週間以内に体重が2kg以上増加した心不全 3. 運動による収縮期血圧の低下 4. 中等症の左室流出路狭窄 5. 運動誘発性の中等症不整脈（非持続性心室頻拍，頻脈性心房細動など） 6. 高度房室ブロック 7. 運動による自覚症状の悪化（疲労，めまい，発汗多量，呼吸困難など）
Ⅲ．禁忌とならないもの	1. 高齢 2. 左室駆出率低下 3. 補助人工心臓（LVAS）装着中の心不全 4. 埋め込み型除細動器（ICD）装着例

循環器病の診断と治療に関するガイドライン合同研究班：心血管疾患におけるリハビリテーションに関するガイドライン：P51，2007．より引用

10 カテコラミン投与時

- カテコラミンを使用している場合でも，用量によっては離床の介入も可能です．
- 大切なのは，用量と血圧および尿量の反応性をみることです．

●カテコラミン投与時

一般名	商品名	特徴
塩酸ドパミン	イノバン® カコージン® カタボン®	・急性循環不全における心収縮力増強 ・心筋細胞の交感神経を直接刺激することで細胞内の活性化させる化学物質cAMP量を増加させCaイオンの細胞内流入を増加させ心筋収縮力を増強します
塩酸ドブタミン	ドブトレックス® ドブポン®	
ドカルパミン	タナドーパ®	

●カテコラミン (DOA) 投与時の離床基準 (群馬県立心臓血管センター)

低用量 (0.5〜2.0γ)	歩行	腎血流および冠動脈血流上昇 利尿効果（ドパミン受容体刺激作用） 腎動脈や腸間膜動脈を拡張し，腎血流を増加
中用量 (2.0〜5.0γ)	端座位〜起立	心筋収縮力増大，心拍数増加（β作用）
高用量 (5.0〜10.0γ)	ベッド上	末梢動脈収縮，腎血管収縮， 血圧上昇（α1作用）

 **注意！** あくまでも目安であり，症例ごとに主治医に相談の上，慎重に進行します．

高橋 哲也：心臓術後急性期の患者の見方．日本理学療法士協会内部障害研究会主催 循環器基礎講習会資料,2005.

●カテコラミン (DOA) 投与時の離床基準 (大和成和病院)

低用量 (0.5〜3.0) γ	歩行
中用量 (3.0〜5.0) γ	歩行もしくは立位
高用量 (5.0〜10.0) γ	立位もしくは端座位〜ベッド上四肢運動

 ここがポイント！
各施設によって投与量における離床範囲は異なるため，必ず医師と相談して離床を進めてください．

離床の開始基準・中止基準

Ⅰ-3 早期離床概論

離床プロトコール

1 急性心筋梗塞（10日間プロトコール）

適応

- CK最高値1,500 IU以下の症例
- 1枝または2枝病変例でPCI成功例
- 合併症・貫壁性梗塞の既往がない場合
- 血液透析例，リハビリテーション困難例は除く

病日	負荷試験	病室・病棟内動作	運動療法	食事
1	圧迫帯除去後，室内便器	圧迫帯除去後，床上自由 自分で食事，セルフケア，読書，テレビ可		発症後24時間は絶食
2		室内自由		
3	トイレ排泄	トイレまで歩行可		普通食
4，5	200m	病棟内自由	200m×3	
6	マスターシングル			
7～9		入浴可，院内自由	心臓リハ	
10	退院			

国立循環器病センター看護部：循環器看護ポケットガイド．学習研究社，P3，.2007．より転載

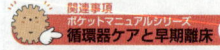

関連事項 ポケットマニュアルシリーズ 循環器ケアと早期離床 CK ⇨ P100，PCI ⇨ P025

関連事項 ポケットマニュアルシリーズ 脳神経ケアと早期離床 脳外科領域の離床プログラム⇨ P004～007

関連事項 ポケットマニュアルシリーズ 整形外科と早期離床 整形外科領域の離床プログラム⇨ P009～017

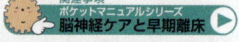

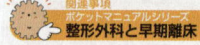

2 急性心筋梗塞14日間クリニカルパス（国立循環器病センター）

適応
- PCI 成功例（Timi3followで残存狭窄が50％未満）
- PCI 後に心不全の合併がない〔killip Ⅰ型〕症例
- EF，年齢，CK は条件に入れない
- 腎不全例，3枝病変例，リハビリテーション困難例は除く

病日	PCI後	1日目	2日目	3日目	4日目	5日目	6日目	7日目	8日目	9日目	10日目	11日目	12日目	13日目	14日目
達成目標	・急性心筋梗塞およびカテーテル検査に伴う合併症を防ぐ		・急性心筋梗塞に伴う合併症を防ぐ	・心筋虚血が起きない	・心筋虚血が起きない ・服薬自己管理ができる ・退院後の日常生活の注意点について知ることができる				・心筋虚血が起きない ・退院後の日常生活の注意点について理解ができる			・亜最大負荷で虚血がない ・退院後の日常生活の注意点について言える			・退院
負荷検査・リハビリ	・圧迫帯除去，創部消毒 ・室内排便負荷	・尿カテーテル抜去	・末梢ライン抜去 ・トイレ排泄負荷	・200m歩行負荷試験 ・合格後200m歩行練習1日3回 ・栄養指導依頼	・心臓リハビリ依頼 ・心臓リハビリ開始日確認			・心臓リハビリ室でエントリーテスト ・心リハ非エントリー例では500m歩行負荷試験			・心臓リハビリ室で運動療法（心臓リハビリ非エントリー例では，マスターシングル試験または入浴負荷試験）				
安静度	・圧迫帯除去後床上安静	・室内自由		・負荷後トイレまで歩行可	・200m病棟内自由			・亜最大負荷試験合格後は入浴可および院内自由							
食事	・循環器疾患普通食（1600Kcal，塩分6g） ・飲水量指示		・循環器疾患普通食（1600Kcal，塩分6g） ・飲水制限なし												
排泄	・尿留置カテーテル ・排便ポータブル便器	・尿留置カテーテル ・排便ポータブル便器	・排尿，排便：トイレ使用												
清潔	・洗面：ベッド上 ・全身清拭，背・足介助	・洗面：洗面台使用 ・全身清拭，背・足介助		・洗面：洗面台使用 ・清拭：背部のみ介助				・洗面：洗面台使用 ・患者さんの希望に合わせて清拭			・洗面：洗面台使用 ・患者さんの希望に合わせて入浴				

早期離床概論

離床プロトコール

3 冠動脈バイパス，弁膜術後

●心臓術後リハビリテーション進行表の例

ステージ	病日 1週間	病日 2～3週間	リハビリの場所	運動負荷検査など	リハビリテーション活動 病棟内動作	リハビリテーション活動 運動療法	看護・ケア・食事 看護・ケア	看護・ケア・食事 食事	娯楽
I	1	1～2	ICU/CCU		臥位・安静 受動座位 自分で食事		全身清拭	水分のみ 普通食 (半分)	テレビ，ラジオ可
II	2	3～4	一般病棟	30m歩行負荷	座位自由 歯磨き	ベッドに座って足踏み	立位体重測定 介助洗髪	普通食	新聞，雑誌可
III	3	4～7	一般病棟	30m歩行負荷	セルフケア 病内自由 室内便器使用	室内歩行 軽度レジスタンストレーニング	検査は車椅子	普通食	新聞，雑誌可
IV	3～4	6～8	一般病棟	100m歩行負荷	トイレ歩行可	廊下歩行 軽度レジスタンストレーニング	検査は介助歩行	普通食	新聞，雑誌可
V	4～5	7～14	運動療法室	心肺運動負荷試験(開始時)	病棟内自由	運動・食事・服薬・生活指導・禁煙指導 退院や異常時の対応 復職指導・カウンセリング 監視型運動療法（ATレベル）		普通食	デイルームで談話 院内フリー
VI	5～6	9～16	運動療法室		シャワー	運動・食事・服薬・生活指導・禁煙指導 退院や異常時の対応 復職指導・カウンセリング 監視型運動療法（ATレベル）		普通食	デイルームで談話 院内フリー
VII	6～7	14～21	運動療法室	心肺運動負荷試験(退院時)	入浴可 外泊負荷	レジスタンストレーニング 評価と退院指導		普通食	デイルームで談話 院内フリー

循環器病の診断と治療に関するガイドライン合同研究班：心血管疾患におけるリハビリテーションに関するガイドライン：P39, 2007. より引用

・以下の点がクリアされている場合に，運動療法を開始します．

チェックポイント

☐ 発熱がなく，炎症症状が順調に改善傾向を示している
☐ 著しい心嚢液，胸水貯留がない
☐ 新たな心房粗・細動がない
☐ 貧血はあってもヘモグロビン 8g/dL 以上で改善傾向にある

4　バイパス・弁置換 心臓大血管術後（大和成和病院編）

手術当日	1. 術後の情報収集 2. 医師に確認後，保温や拘縮予防，無気肺予防・改善への対策
1日目	1. オーダー確認後，状態の確認　⇒理学療法進行基準でチェック 2. 呼吸理学療法・・・ICUを出る前に1回 　　　　　　　・・・一般病棟で1回 　⇒呼吸状態により介入を決定する 　　　　　・・・排痰および排痰指導（ACBT*）を含む 　ICU退出時にO_2がoffの場合は座位を促す 3. 麻痺チェック 4. 退室可であれば点滴台を使用し歩行（トイレまでの歩行） 5. 端座位や立位のみの場合は施行後，ベッドサイドにて血栓予防のためのROM-ex, 呼吸理学療法を実施する
2日目	1. 状態確認 2. 呼吸理学療法 3. ベッド上での運動療法（レジスタンストレーニング）を実施および指導 4. 状態がよければ，医師へ確認し100m歩行テスト 5. テスト許可後，午後にリハビリとして実施
3日目	1. 状態確認 2. 呼吸理学療法（必要に応じて） 3. 状態よければ，午前中に100m＋階段歩行テスト 4. ベッドサイドでの運動療法（レジスタンストレーニング）（午後） 5. 午前中のテスト許可後，100m歩行の自主指導を促す ※ペーシングワイヤーを抜去後30分以上は開けて運動療法を行う（心タンポナーデの予防）
4日目	1. 状況確認 2. 呼吸理学療法（必要に応じて） 3. オーダーに100m＋階段リハあれば施行（午前） 4. 状態よければ，午後より心リハ室へ誘導（運動の導入説明等含む）
5日目	1. 状況確認 2. シャワー浴負荷テスト 3. 心リハ室にてトレッドミルex, 自転車エルゴメーターex実施（医師への確認必要）
6日目〜退院まで	心リハ室での運動療法，ADL指導，退院指導，外来見学

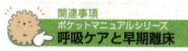

*ACBT ⇨ P127

離床プロトコール　011

5　挿管時期による術後プロトコル（北九州市立医療センター編）

●当日抜管の場合

手術当日（ICU）	1. 抜管後可能な範囲で深呼吸開始 2. 可能な範囲での Head up ＊循環動態・呼吸状態・ドレナージ排液量・不整脈・心電図異常・血液データ・意識レベル・自覚症状を確認
術後1日目（ICU）	1. 情報収集（全身状態・循環動態・呼吸状態・その他基本情報等） 2. 積極的な深呼吸・必要に応じた呼吸訓練 3. 可能な範囲での Head up 4. 四肢の自動，他動運動
術後2日目（病棟）	1. 情報収集 2. 端座位→起立→足踏み（介助下において） ＊自覚症状・血圧・脈拍・SpO₂・心電図所見を各動作ごとに評価，異常がない事を確認しながら可能な範囲で実施 3. 足踏み動作が問題なく可能であれば 10m あるいは病室内歩行（介助下において） ＊自覚症状・血圧・脈拍・SpO₂・心電図所見をチェック
術後3日目	1. 情報収集 2. 端座位→起立→足踏み（介助下において） 3.「2」が問題なく可能であれば，「2日目の3」を実施 4. 歩行 20m，30m（30m 歩行可能であれば，看護師の付き添いのもと，トイレまで歩行） ＊3・4 実施中は自覚症状・血圧・脈拍・SpO₂・心電図所見をチェック
術後4～7日目	1. 情報収集 2. 端座位→起立→足踏み（介助下において） 3. 歩行 30m，50m，70～80m，100m，150m，200m ＊自覚症状・血圧・脈拍・SpO₂・心電図所見をチェックしながら可能な範囲で距離をのばす 回数：3回／日，運動強度：ボルグスケール指数＊（11～13）と Karvonen 法（K＝0.3～0.5）
術後7～10日目	バイパス術→心臓カテーテル，弁置換術→心臓エコー，大血管術後→CT・心臓エコーを実施し，問題なければ心リハ開始

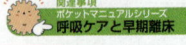 自覚運動強度　息切れスケール⇨ P022

● 術後2〜3日目抜管の場合

手術当日, 術後2・3日目 (ICU) (人工呼吸器管理中)	1. 四肢ROM-ex（他動的） 2. 体位変換（無気肺等あれば体位ドレナージ目的に） 3. 可能な範囲でのHead up 4. 抜管後は意識状態に応じて深呼吸を奨励、積極的なHead up ＊2〜4で実施中は循環動態・呼吸状態・ドレナージ排液量・不整脈・心電図異常、血液データ、意識レベル・自覚症状を確認
術後3〜4日目 (病棟)	1. 情報収集（全身状態・循環動態・呼吸状態・その他基本情報等） 2. 日中深呼吸・Head up を奨励 3. Head up→端座位（端座位では下肢の自動運動実施） ＊自覚症状・血圧・脈拍、SpO_2・心電図所見を各動作ごとに評価し、異常がないことを確認しながら可能な範囲で実施
術後4〜5日目	1. 情報収集 2. 日中は深呼吸・Head up を奨励 3. Head up→端座位（端座位では下肢の自動運動実施） 4. 「上記3」が可能であれば、起立・足踏み 5. 「上記4」が可能であれば、ベッド周囲歩行 ＊3〜5実施中は自覚症状・血圧・脈拍、SpO_2・心電図所見を各動作ごとに評価し、異常がないことを確認しながら可能な範囲で実施
術後5〜7日目	1. 情報収集 2. 日中は深呼吸・Head up を奨励 3. 「術後4〜5日目の4・5」を実施 4. 3が可能であれば20m、30m歩行（30m歩行可能であれば看護師付添のもとトイレまで歩行） ＊4実施中は自覚症状・血圧・脈拍・SpO_2・心電図所見をチェック
術後6〜10日目	1. 情報収集 2. 起立・足踏みを実施 3. 歩行50m、70〜80m、100m ＊自覚症状・血圧・脈拍・SpO_2・心電図所見をチェックしながら可能な範囲で距離をUP、回数:3回/日　運動強度:Borg指数(11〜13)とKarvonen法（K = 0.3〜0.5）
術後10〜14日目	1. 情報収集 2. 起立・足踏みを実施 3. 歩行120m、150m、200m ＊自覚症状・血圧・脈拍・SpO_2・心電図所見をチェックしながら可能な範囲で距離をのばす 回数:3回/日　運動強度:Borg指数（11〜13）とKarvonen法（K = 0.3〜0.5）
術後14日目以降	1. バイパス術→心臓カテーテル、弁置換術→心臓エコー、大血管術後→CT、心臓エコー実施し問題なければ心リハ開始

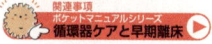

Karvonen法 ⇨ P123

離床プロトコール

6 急性大動脈解離（保存プロトコール）

● 入院リハビリテーションプログラム

ステージ	コース	病日	安静度	活動・排泄	清潔
1	標準・短期	発症～2日目	他動30度	ベッド上	部分清拭（介助）
2	標準・短期	3～4日目	他動90度	同上	全身清拭（介助）
3	標準・短期	5～6日目	自力座位	同上	歯磨き、洗面、髭剃り
4	標準・短期	7～8日目	ベッドサイド足踏み	ベッドサイド便器	同上
5	標準	9～14日目	50m歩行	病棟トイレ	洗髪（介助）
5	短期	9～10日目	50m歩行	病棟トイレ	洗髪（介助）
6	標準	15～16日目	100m歩行	病棟歩行	下半身シャワー
6	短期	11～12日目	100m歩行	病棟歩行	下半身シャワー
7	標準	17～18日目	300m歩行	病院内歩行	全身シャワー
7	短期	13～14日目	300m歩行	病院内歩行	全身シャワー
8	標準	19～22日目	500m歩行	外出・外泊	入浴
8	短期	15～16日目	500m歩行	外出・外泊	入浴
		退院			

循環器病の診断と治療に関するガイドライン合同研究班：大動脈瘤・大動脈解離診療ガイドライン：P1623, 2006. より引用

> **注意！**
>
> ・全てのプロトコールはあくまでも参考であり、進行度は患者さんの身体および精神状態により左右されます．
> ・プロトコールにて進行される場合、単独で状態を判断せず、医師・看護師・リハビリスタッフ間との綿密な打ち合わせが望まれます．
> ・プロトコールより逸脱した例については、その要因を分析するとともに、その因子を調整したあとに再トライすることが望ましいと考えられます．

Ⅱ-1 離床に必須の解剖・生理
心臓の解剖

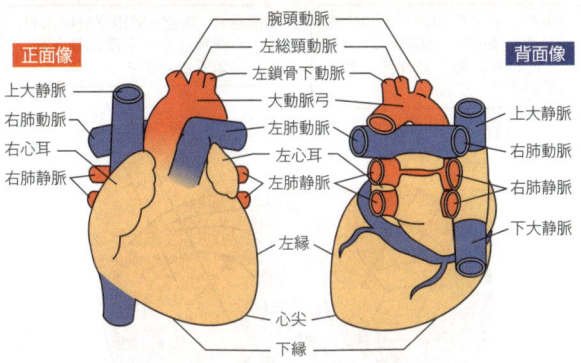

医療情報科学研究所編：病気がみえる vol 2 循環器 第2版．メディックメディア，P2，2008．より引用

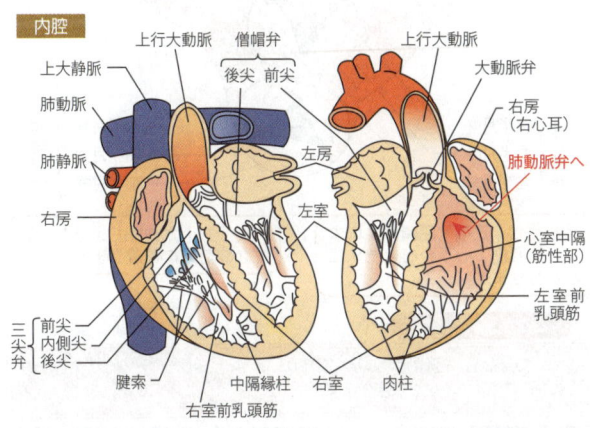

医療情報科学研究所編：病気がみえる vol 2 循環器 第2版．メディックメディア，P2，2008．より引用

Ⅱ-2 | 離床に必須の解剖・生理
心臓の弁

> **三尖弁**：狭窄や閉鎖不全は，僧帽弁や大動脈弁弁膜症により，二次的に起こることが多いとされています

> **僧帽弁**：狭窄・閉鎖不全により，左心房負荷から心房細動を起こしやすくなります

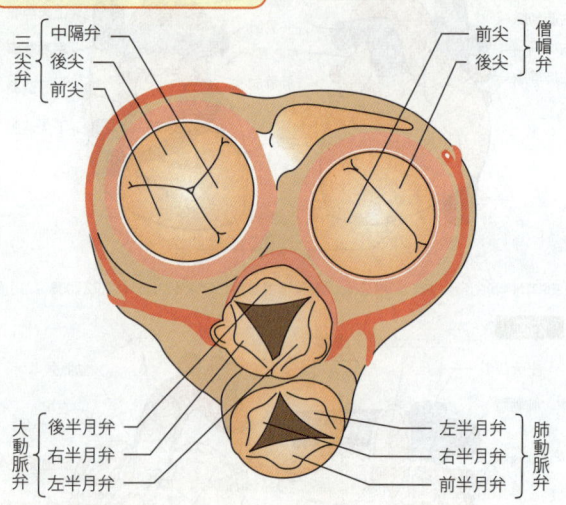

三尖弁 { 中隔弁 / 後尖 / 前尖 }
僧帽弁 { 前尖 / 後尖 }
大動脈弁 { 後半月弁 / 右半月弁 / 左半月弁 }
肺動脈弁 { 左半月弁 / 右半月弁 / 前半月弁 }

> **大動脈弁**：狭窄・閉鎖不全により，狭心痛，心不全をきたすことがあります

> **肺動脈弁**：大動脈弁よりも，高位かつ前方に位置します

ここがポイント！

> 僧帽弁・肺動脈弁の障害（P037）は，心臓能低下に直結するため必ずチェックしましょう．

医療情報科学研究所編：病気がみえる vol. 2 循環器　第2版．メディックメディア，P3, 2008．より引用

Ⅱ-3 離床に必須の解剖・生理
大血管の解剖

動脈系の本幹部

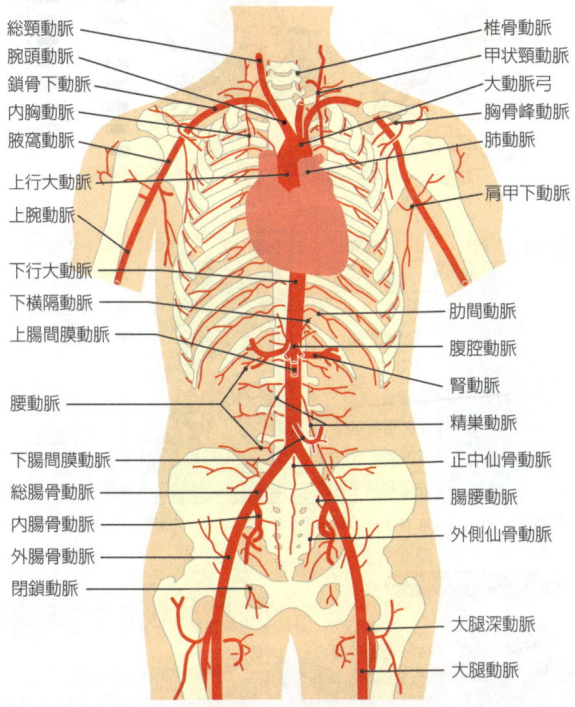

Ⅱ-4 離床に必須の解剖・生理
NYHAによる冠動脈区画と名称

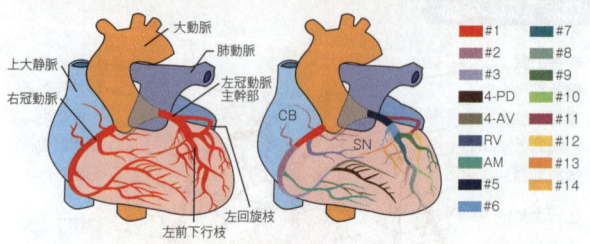

区画(#)	略称	名称	区画(#)	略称	名称
1～3	RCA	右冠動脈	6～8	LAD	左前下行枝
	CB	円錐枝	9	D1	第1対角枝
	SN	洞結節動脈	10	D2	第2対角枝
	RV	右室枝		SB	中隔枝
	AM	鋭縁枝	11～15	LCX	左回旋枝
4	4-AV	4区画房室枝	12	OM	鈍縁枝
4	4-PD	4区画後下行枝	14	PL	後側壁枝
5	LMT	左冠動脈主幹部	15	PD	後下行枝

大西 哲:Heart Nursing Note 心臓疾患看護手帳. メディカ出版, P12-13, 2004. より引用

ここがポイント！

離床時には、冠動脈造影における有意狭窄（75％以上）の有無と、狭窄の程度を把握することが大切です。
　RCA（右冠状動脈）梗塞の際には、伝導路障害に伴う房室ブロックの出現に注意します。
　LMTの支配領域は非常に広いために、LMT狭窄では安易に離床を行ってはいけません。どこまで離床が可能か、必ず医師と相談してから実施しましょう。

Ⅱ-5 | 臨床に必須の解剖・生理
血液循環と生理

1　体循環・肺循環

体循環
- 左心室から体組織を循環し，右心房で終わる血液循環経路です．

■ 働き
- 組織の活動によって生じた代謝物を静脈血中に回収し，再び心臓まで戻します．

肺循環
- 右室から肺動脈・肺・肺静脈を通り，左心房で終わる血液循環経路です．

■ 働き
- 肺内の毛細血管にて，呼吸により肺内へ入った空気から酸素を取り込み，炭酸ガスを肺胞内へ排出して，酸素の多い動脈血として左心房に流入します．

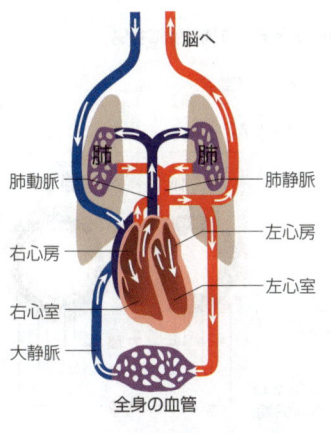

左心系
- 肺毛細血管→肺静脈→左心房→左心室→大動脈→動脈→体組織毛細血管

- 左心系の機能不全
  ⇒左心不全

右心系
- 体組織毛細血管→静脈→大静脈→右心房→右心室→肺動脈→肺毛細血管

- 右心系の機能不全
  ⇒右心不全

血液循環と生理

2　血管の構造

血管の働き

- 血管抵抗と血管容量を調整することで血流配分と心臓への還流調節を行います．

■ **動脈：三層構造**

内膜：最も内側に存在する内皮細胞は NO（一酸化窒素）などの物質を放出します．

中膜：血管平滑筋と弾性線維が多量に存在します．

外膜：内膜・中膜を保護，少量の筋線維を有します．

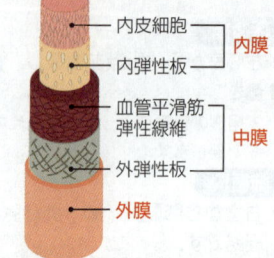

1）弾力型動脈・・・大動脈などの太い動脈
① 管壁が厚い　　　　② 筋組織を多量に含む
③ 弾力線維に富む　　④ 伸展性に優れ，血液を蓄える
⑤ 大動脈は収縮期に拡張する

2）筋型動脈・・・中膜の平滑筋が発達，末梢動脈に多い
【交感神経活性時】
平滑筋が収縮すると血管内腔が狭くなる→血流量減少
【副交感神経活性時】
平滑筋が弛緩，血管内腔が拡張→血流量の増加

■ **静脈**
① 弁がある
② 中膜の発達が弱い
③ 外膜が優れている
④ 多量の縦走筋線維を含む
⑤ 容量と伸展性が大きい…血液貯蔵の役割

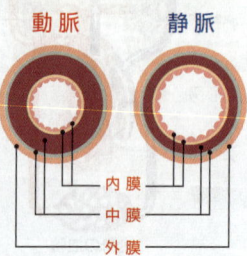

医療情報科学研究所編：イメージするからだのしくみ vol.2 循環器　第1版．メディックメディア，P15, 2008．より引用

3 血圧の規定因子

血圧 = 心拍出量（CO） × 全抹消血管抵抗

心拍出量（CO）:
心拍数 × 一回拍出量
- 収縮力
- 前負荷
- 後負荷

全抹消血管抵抗:
・血管床の面積
・動脈壁の弾性
・血液の粘性

心拍出量	1分間に心臓が拍出する血液量
一回拍出量	左心室が一回に収縮する毎に拍出される血液量（平均70mL） 一回拍出量の規定因子は、前負荷、後負荷、収縮力の3つ
前負荷	心臓が収縮開始前に心筋にかかっている負荷 心臓にもどってくる血液量（静脈環流）に強く関係
後負荷	血液駆出開始後に心筋にかかる負荷 末梢血管の抵抗に強く関係
収縮力	血液を送り出す心臓の力

4 運動時の血流配分

- 安静時においては、副交感神経優位となり、心拍出量は心臓・腎臓・内臓で全体の約60％を占めます．
- 運動時においては、交感神経優位となり、心拍出量の約80％以上を骨格筋へ配分されます．

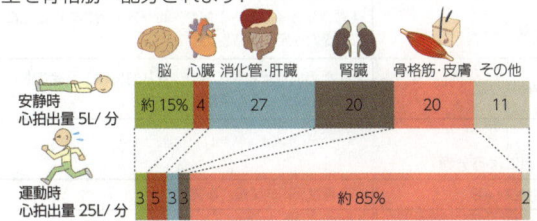

医療情報科学研究所編：病気がみえる vol.2 循環器 第2版．メディックメディア，P12，2008．より引用

ここがポイント！

腎血流は心拍出量に依存しているため、尿量が低下している場合などは、積極的な運動を控えることもあります．
食後すぐの運動は骨格筋に血流がシフトするため、消化不良を起こす場合があります．

Ⅲ-1 | 主要疾患と離床時の留意点
虚血性心疾患

- 冠動脈の狭窄や塞栓等により,血流が低下あるいは停止することで引き起こされる疾患のことを指します.具体的には,狭心症と心筋梗塞があります.

●狭心症と心筋梗塞の違い

	狭心症	心筋梗塞
痛みの特徴	重く締め付けられるような胸痛	激しい胸痛
発作の持続時間	5分以内が多い	15分以上の持続
安静による痛みの寛解	あり	なし
ニトログリセリンの効果	著効	無効
心筋の回復	あり	なし

1 狭心症(AP:Angina Pectoris)の分類

●発作の誘因による分類

労作性狭心症	運動時など,心筋への酸素供給が間に合わないときに起こる虚血性発作をいう
安静時狭心症	冠動脈の血管攣縮等により,安静時に起こる発作をいう 異型狭心症もここに含まれる

●経過による分類

安定性狭心症	ある程度周期的に起こる狭心症
不安定性狭心症	発作の起こり方や痛みの出る場所などが一定しない狭心症

2 狭心症における各種の分類

●不安定狭心症の分類（Brawnwald ら 1989）

重症度	Class I	**新規発症の重症または増悪型狭心症** ・最短 2 カ月以内に発症した狭心症 ・1 日に 3 回以上発作が頻発するか，軽労作にても発作が起きる増悪型労作狭心症．安静狭心症は認めない
	Class II	**亜急性安静狭心症** ・最近 1 ヵ月以内に 1 回以上の安静狭心症があるが，48 時間以内に発作を認めない
	Class III	**急性安静狭心症** ・48 時間以内に 1 回以上の安静時発作を認める
臨床状況	Class A	・二次性不安定狭心症（貧血，発熱，低血圧，頻脈などの心外因子により出現）
	Class B	・一次性不安定狭心症（Class A に示すような心外因子のないもの）
	Class C	・梗塞後不安定狭心症（心筋梗塞発症後 2 週間以内の不安定狭心症）
治療状況		1) 未治療もしくは最小限の狭心症治療中 2) 一般的な安定狭心症の治療中（通常量の β 遮断薬，長時間持続硝酸薬，Ca 拮抗薬） 3) ニトログリセリン静注を含む最大限の抗狭心症薬による治療中

● CCS の狭心症重症度分類（Canadian Cardiovascular Society 1976）

Class I	・日常の身体活動，たとえば通常の歩行や階段上昇では狭心発作を起こさない ・仕事にしろ，レクリエーションにしろ，活動が激しいか，急か，または長引いたときには狭心発作を生じる
Class II	・日常の身体活動は僅かながら制限される．急ぎ足の歩行または階段上昇，坂道の登り，あるいは食後や寒冷，強風下，精神緊張下または起床後 2 時間以内の歩行または階段上昇により狭心発作が起こる．また 2 ブロック（200 m）を超える平地歩行あるいは 1 階分を越える階段上昇によっても狭心発作を生じる
Class III	・日常の身体活動は著しく制限される．普通の速さ，状態でも 1〜2 ブロック（100〜200 m）の平地歩行や 1 階分の階段上昇により狭心発作を起こす
Class IV	・いかなる動作も症状なしにはできない．安静時にも狭心症状をみることがある

虚血性心疾患

3 狭心症の治療

薬物治療

薬物療法	投与時期	投与目的
硝酸薬（ニトログリセリンなど）	発作時，予防時	冠動脈の拡張・前負荷軽減目的で使用
Ca拮抗薬	予防時	冠動脈の拡張・抗スパズム目的で使用
β遮断薬	予防時	心筋の酸素需要を減らす目的で使用

※異型性狭心症の場合，β遮断薬はスパズムを誘発する危険性があるため，用いない施設が多い．

手術療法

経皮的冠動脈形成術（PCI）
冠動脈バイパス術（CABG）

ここがポイント！

- 不安定性狭心症は急性心筋梗塞へ移行する可能性があり，運動負荷テストは禁忌です．
- 異型狭心症は心室性期外収縮（PVC）や心室頻拍（VT）を合併しやすいため注意が必要です．

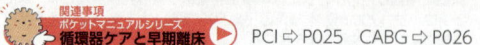

PCI ⇨ P025　CABG ⇨ P026

虚血性心疾患

経皮的冠動脈形成術（PCI）

- PCIは細くなった冠動脈を内側より拡張して，冠動脈の血流を改善させることを目的に行います．

PCIの種類	治療	特徴
バルーン拡張術 POBA (Plain Old Balloon Angioplasty)		バルーンカテーテルにより狭窄病変を拡張する
ステント治療術 1) BMS (Bare Metal Stent) 2) DES (Drug Eluting Stent)		コイル状または円柱の金属製支持物を挿入して拡大し，内腔を支えるステントの表面に薬剤（免疫抗制剤）を塗り込み，少しずつ放出する
経皮的冠動脈血栓溶解療法 PTCR (Percutaneous Transluminal Coronary Reperfusion)	例：血栓をやっつけているところ	血栓部位に対し，直接溶解薬を注入する
ロータブレーター		硬い石灰化病変に対し，先端のダイアモンドチップのバーを高速回転させ，研削する
方向性冠動脈粥腫切除術 (DCA)		カテーテル先端についたカッターにより，動脈硬化組織の切除を行う

虚血性心疾患

冠動脈バイパス術(CABG)

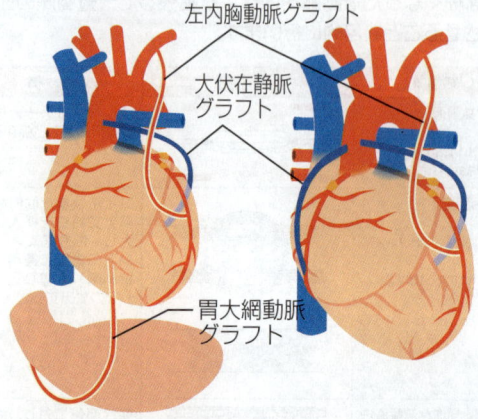

- 冠動脈バイパス術に使用される血管には,以下の6種類があります.
  1. 内胸動脈(ITA)
  2. 右胃大網動脈(GEA)
  3. 橈骨動脈(RA)
  4. 下腹壁動脈(IEA)
  5. 外側大腿回旋動脈(LFCA)
  6. 大伏在静脈グラフト(SVG)

ここがポイント!

・一般的に,内胸動脈の開存率は良く(10年で約90%の開存率),長期間の開存性が期待できると言われています.そのため,第一選択グラフトには内胸動脈が使用されます.

赤阪隆史・吉川純一:心疾患の手術適応と至適時期.文光堂,P35-37,2004より引用

虚血性心疾患

開胸法

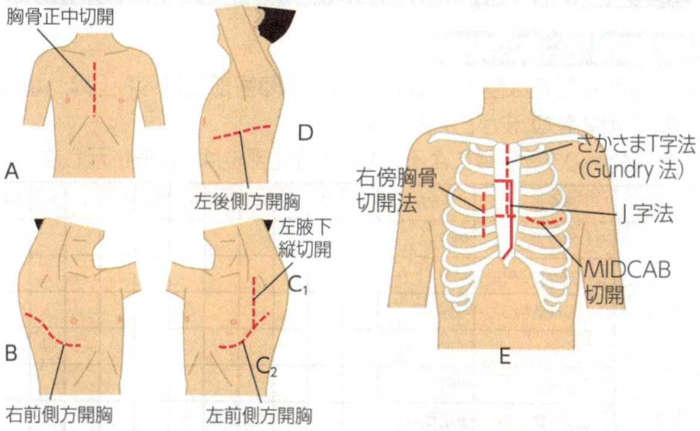

図A: 胸骨正中切開
図B: 右前側方開胸
図C1: 左腋下縦切開
図C2: 左前側方開胸
図D: 左後側方開胸
図E: 右傍胸骨切開法／さかさまT字法(Gundry法)／J字法／MIDCAB切開

A 胸骨正中切開		1. ほとんどの先天性心疾患の心内修復術 2. 一部先天性心疾患の姑息術（ブロック手術，ノルウッド手術） 3. 後天性弁膜症の弁形成術と人工弁置換術 4. 冠動脈バイパス術，そのた虚血性心疾患の手術 5. 上行・弓部大動脈瘤の手術 6. その他の開心術
側開胸	B：右第3〜5肋間前側方開胸	1. 心房中隔欠損症閉鎖術（まれ） 2. ブレロック・タウシッヒ手術
	C1：左腋下縦切開	1. 動脈管開存閉鎖術（乳幼児の場合） 2. 肺動脈絞扼術
	C2：左第3〜5肋間前側方開胸	1. 肺動脈絞扼術 2. ブレロック・タウシッヒ手術 3. 開胸心マッサージなど
	D：左第3〜5肋間後側方開胸	1. 動脈管開存閉鎖術 2. 大動脈縮搾，離断症の修復術 3. 胸部下行大動脈瘤手術（正中切開や胸骨横断を併せて行うこともある）
	E：小切開開胸法	1. 右傍胸骨切開法 2. さかさまT字法（Gundry法） 3. J字法 4. MIDCAB切開

龍野勝彦：心臓・大血管手術の基礎，心臓外科エキスパートナーシング．改訂第3版，南江堂，P88-89, 2004. より許諾を得て改変し転載

虚血性心疾患

4 心筋梗塞

梗塞部位別心電図変化

- 心筋虚血部では陰性T波が出現し，障害部ではST上昇，壊死部では異常Q波が出現します．
- 冠状動脈の支配領域による心筋梗塞発生部位は下記表に示します．

支配領域		梗塞部位	I	II	III	aVL	aVF	V1	V2	V3	V4	V5	V6
左前下行枝 (LAD)	左心室前面	中隔						○	○				
	左心室前面中央部	前壁								○	○		
	左心室後面1/3	前壁中隔						○	○	○	○		
		広範囲前壁	○			○		○	○	○	○		
左回旋枝 (LCX)	左心室側壁	側壁	○			○						○	○
	左心室後壁	高位側壁	○			○							
	(心尖部)	後壁						○	○				
右冠状動脈 (RCA)	心基部												
	左心室下壁	下壁		○	○		○						
	右心房・右心室	下側壁	○	○	○		○					○	○

●心筋梗塞の心電図変化

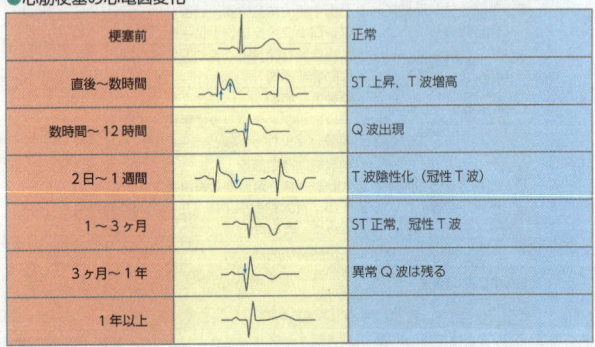

梗塞前		正常
直後〜数時間		ST上昇，T波増高
数時間〜12時間		Q波出現
2日〜1週間		T波陰性化（冠性T波）
1〜3ヶ月		ST正常，冠性T波
3ヶ月〜1年		異常Q波は残る
1年以上		

椎名晋一ほか編著：よくわかる心電図．金原出版, 1995. より引用

5　心筋梗塞の分類（Killip 分類）

- 他覚所見・胸部 X 線像に基づいた分類です．

Class Ⅰ	心不全徴候なし	⇒ 死亡率 6%
Class Ⅱ	軽症～中等度心不全 ラ音聴取領域が全肺野の 50% 未満	⇒ 死亡率 17%
Class Ⅲ	重症心不全 肺水腫，ラ音聴取領域が全肺野の 50% 以上	⇒ 死亡率 38%
Class Ⅳ	心原性ショック 血圧 90mmHg 未満，尿量減少，チアノーゼ， 冷たく湿った皮膚，意識障害を伴う	⇒ 死亡率 81%

Killip.T.et al.:Treatment of myocardial infarction in a coronary care unit.A two year experience with.230.patients.Am.J.Cardiol.20:457,1967. より引用

- ポンプ失調が重症になる程，多枝病変を有する患者さんが多いと言われています．
- CPK 最高値からみた梗塞の大きさは増し，左室駆出率は小さくなります．
- ポンプ失調の重症度が左室の残存収縮機能と密接に関係しています．

木全心一・斉藤宗靖編：狭心症・心筋梗塞のリハビリテーション改訂 3 版．南江堂，P140-142，2001．より引用

6　経過別　心筋梗塞の名称分類

急性心筋梗塞	AMI	発症 48 時間以内
亜急性心筋梗塞	RMI	発症 48 時間以降～1 ヶ月以内
陳旧性心筋梗塞	OMI	発症 1 ヶ月以降

7　心筋梗塞の合併症

不整脈	・RCA は洞結節動脈，房室結節動脈を有するため，RCA 血流障害では徐脈性不整脈を起こします ・LAD の障害は刺激伝導系の右脚，左脚の血流障害を起こし，脚ブロックの原因となります 関連事項　ポケットマニュアルシリーズ　循環器ケアと早期離床　▶ P077
心不全	・心室の 40％以上が壊死に陥ると心原性ショックの状態に移行する可能性が高くなります 関連事項　ポケットマニュアルシリーズ　循環器ケアと早期離床　▶ P031
心破裂 (心室中隔，心室自由壁破裂)	・多くは AMI 発症後 24 時間以内（大部分は 7 日以内）に起こる ・①初回梗塞例，②梗塞後高血圧が持続した例，③高齢の女性，④広範囲前壁梗塞に多いといわれる

8　心筋梗塞の治療

経皮的冠動脈血栓溶解療法（PTCR）	薬物により血栓を溶解し，血流を回復する
経皮的冠動脈形成術（PCI）	カテーテルにて血栓を吸引し，ステントにより血管を広げ，血流を回復する
冠動脈バイパス術（CABG）	病変部位はそのままにしておき，新しく血液の通り道を作る方法

離床時の留意点

☐心臓カテーテル治療の有無を確認します．
☐残存枝（狭窄）の有無を確認します．
☐ダブルプロダクト（収縮期血圧と心拍数との積）に留意して，心筋酸素消費量を過度に上げないように注意します．

III-2 主要疾患と離床時の留意点

心不全

病態

- 心臓の機能低下により、組織の正常な働きを維持するために必要な血液供給が滞った状態です．

診断基準

- うっ血性心不全診断基準（Framingham criteria）
- 大項目を2項目，もしくは大項目1項目および小項目2項目以上で心不全と診断

大項目	小項目	大項目あるいは小項目
・発作性夜間呼吸困難あるいは起座呼吸 ・頸静脈怒張 ・副雑音聴取 ・心拡大 ・急性肺水腫 ・拡張早期性ギャロップ（Ⅲ音） ・静脈圧上昇(16cmH$_2$O以上) ・循環時間（25秒以上） ・肝頸静脈逆流	・下肢の浮腫 ・夜間咳嗽 ・労作時呼吸困難 ・肝腫大 ・胸水 ・肺活量減少 （最大量に対し1/3低下） ・頻脈（120回/分以上）	・治療に反応して5日で4.5kg以上体重が減少した場合

Mckee PA.et al：The natual history of congestive heart failure:The Framingham Heart Study.N Engl j Med. 285；P1441-1446，1971 より引用

症状

左心不全	右心不全
・呼吸困難，息切れ，起座呼吸 ・咳，喀痰，喘鳴 ・動悸，全身倦怠感，易疲労感 ・食欲不振 ・乏尿，夜間多尿 ・意識障害，精神活動低下 ・チアノーゼ，四肢冷感	・頸静脈怒張，浮腫，体重増加 ・悪心，嘔吐 ・腹部膨満感，消化器症状 ・倦怠感，易疲労 ・乏尿 ・右季肋部痛

心不全

治療

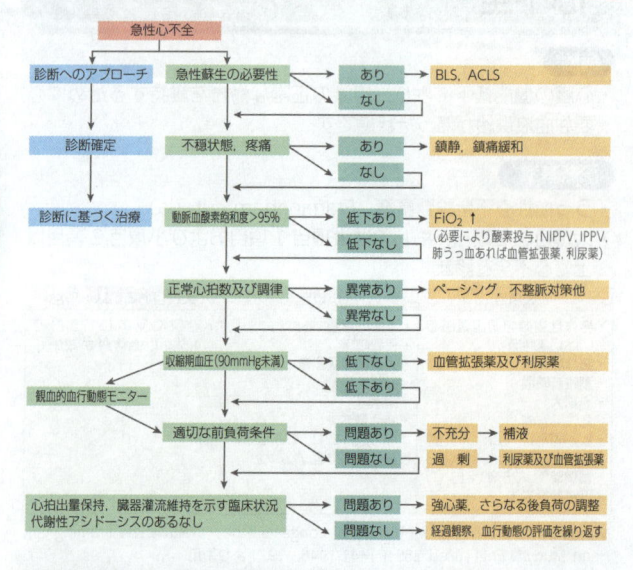

```
急性心不全
    │
    ├─ 診断へのアプローチ ── 急性蘇生の必要性 ──→ あり ──→ BLS, ACLS
    │                                       ──→ なし
    │
    ├─ 診断確定 ──────── 不穏状態, 疼痛 ────→ あり ──→ 鎮静, 鎮痛緩和
    │                                       ──→ なし
    │
    ├─ 診断に基づく治療 ── 動脈血酸素飽和度>95% ─→ 低下あり → FiO₂↑
    │                                       (必要により酸素投与, NIPPV, IPPV,
    │                                        肺うっ血あれば血管拡張薬, 利尿薬)
    │                                       ──→ 低下なし
    │
    │                   正常心拍数及び調律 ──→ 異常あり → ペーシング, 不整脈対策他
    │                                       ──→ 異常なし
    │
    │                   収縮期血圧(90mmHg未満) → 低下なし → 血管拡張薬及び利尿薬
    │                                       ──→ 低下あり
    │ 観血的血行動態モニター
    │                   適切な前負荷条件 ────→ 問題あり → 不充分 → 補液
    │                                                   過 剰 → 利尿薬及び血管拡張薬
    │                                       ──→ 問題なし
    │
    │ 心拍出量保持, 臓器灌流維持を示す臨床状況 ─→ 問題あり → 強心薬, さらなる後負荷の調整
      代謝性アシドーシスのあるなし          ──→ 問題なし → 経過観察, 血行動態の評価を繰り返す
```

FiO$_2$↑

循環器病の診断と治療に関するガイドライン合同研究班:急性心不全ガイドライン:P10, 2006. より引用

離床時の留意点

- 離床の開始基準・中止基準を参照し可否を検討します.
- 運動負荷による増悪がないか, 離床継続検討基準を参考に評価を行います.

関連事項
ポケットマニュアルシリーズ
循環器ケアと早期離床 ▶ 心不全の離床基準 ⇨ P005

心不全

1 急性心不全の各病態の血行動態的特長

	心拍数/分	収縮期血圧 mmHg	心係数	平均肺動脈楔入圧	Killip分類	Forrester分類	利尿	末梢循環不全	脳など重要臓器の血流低下
①急性非代償性心不全	上昇/低下	低下,正常,上昇	低下,正常,上昇	軽度上昇	II	II	あり/低下	あり/なし	なし
②高血圧性急性心不全	通常は上昇	上昇	上昇/低下	上昇	II-IV	II-III	あり/低下	あり/なし	あり 中枢神経症状を伴う*
③急性肺水腫	上昇	低下,正常,上昇	低下	上昇	III	II/IV	あり	あり/なし	なし/あり
④心原性ショック ④-(1) 低心拍出量症候群	上昇	低下正常	低下	上昇	III-IV	III-IV	低下	あり	あり
④-(2) 重症心原性ショック	>90	<90	低下	上昇	IV	IV	乏尿	著明	あり
⑤高拍出性心不全	上昇	上昇/低下	上昇	上昇あり/上昇なし	II	I-II	あり	なし	なし
⑥急性右心不全	低下が多い	低下	低下	低下	I	I,III	あり/低下	あり/なし	あり/なし

平均肺動脈楔入圧:上昇は18mmHg以上を目安とする. *:高血圧性緊急症がある場合に認められる.

循環器病の診断と治療に関するガイドライン:急性心不全治療ガイドライン:P6, 2006. より引用

2 フォレスター分類と簡易アセスメント

- フォレスター分類はスワンガンツカテーテルを用いて，急性心不全患者の血行動態を評価し，現状の把握と治療戦略の立案に役立ちます．
- 評価は心臓の強さ；心係数（CI：Cardio Index）と，肺のむくみ；肺動脈楔入圧（PCWP）にて表します．
- また，簡易的心不全の評価としても用いられています．

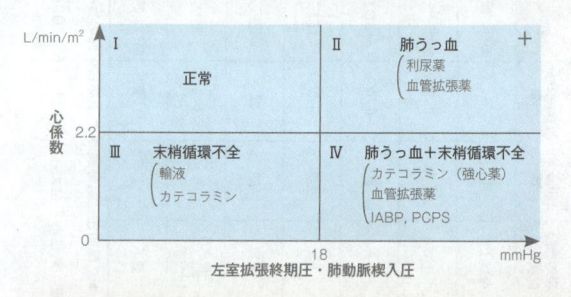

```
L/min/m²
          I                  Ⅱ   肺うっ血           +
                                 (利尿薬
               正常               血管拡張薬)
心
係 2.2
数        Ⅲ   末梢循環不全     Ⅳ   肺うっ血＋末梢循環不全
              (輸液                (カテコラミン（強心薬）
               カテコラミン)         血管拡張薬
                                  IABP, PCPS)
  0
                           18              mmHg
              左室拡張終期圧・肺動脈楔入圧
```

3 NYHA (New York Heart Association) の心機能分類

- 自覚症状に基づいた分類です．

Ⅰ度	心疾患を有すが，通常の労作では疲労，動悸，呼吸困難，胸心痛など自覚症状を引き起こさない（7METs 以上）	⇒ 症状なし
Ⅱ度	安静時には自覚症状はないが，通常の日常生活の活動によって上記の自覚症状を惹起するもの（5～6METs）	⇒ 階段で症状
Ⅲ度	軽度の労作によって自覚症状が出現するために，日常生活が著しく障害するもの（2～4METs）	⇒ 平地で症状
Ⅳ度	いかなる労作も行うことはできない．安静時に自覚症状が存在することもある（1MET 以下）	⇒ 寝たきり状態

Ⅲ-3 主要疾患と離床時の留意点
心タンポナーデ

病態

- 心膜腔内に浸出液や血液が貯留し，心嚢腔内圧が著明に上昇した結果，心拍出量が低下した状態です．

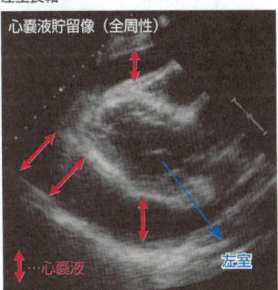

左室長軸
心嚢液貯留像（全周性）
心嚢液
左室

左室短軸

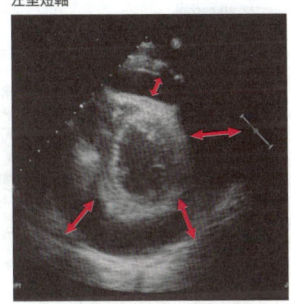

症状

☐血圧低下 　☐頻脈 　☐起座呼吸
☐中心静脈圧上昇 　☐心音微弱 　☐奇脈

治療

- 早急に心膜腔穿刺を行い，排液します．
- 手術・外傷等による出血が原因の場合は，緊急手術の適応となります．

離床時の留意点

- 心嚢液が全周性に貯留し，頻脈そして自覚症状が出現した場合，離床は控えましょう．
- ドレナージ後離床が可能となったら，ドレーン部の痛みによる迷走神経過反射や，起立性低血圧に留意しつつ離床を進めます．

Ⅲ-4 主要疾患と離床時の留意点
心原性ショック

病態
- 心臓の機能が低下することにより有効循環血液量が減少し，ショック状態に陥る病態です．

診断基準

● MIRU（myocardial infarction research unit）の基準

①収縮期血圧	< 90mmHg　または 通常の血圧より　30mmHg　以下の低下
②臓器循環障害	1）尿量 < 30mL/時 2）意識障害 3）末梢血管収縮（冷たい湿潤な皮膚など）

● Richenbacher & Pierce

心係数	< 1.8 L /min/m²
収縮期血圧	< 90mmHg
左あるいは右房圧	> 20mmHg
時間尿	< 20cc/時
全末梢血管抵抗	> 2100dynes-sec/cm²

高野照夫 監：救急診療における処置と連携～心原性ショック～，日本医師会：P2,2005. より引用

症状
血圧低下，意識障害，尿量低下，四肢冷感

治療
- 対症療法と共に原因疾患の治療を行います．
- 循環補助装置（IABP・PCPS）が用いられることもあります．

離床時の留意点
- フォレスター分類のⅣに相当するため，救命治療を優先し，離床は見合わせます．

Ⅲ-5 主要疾患と離床時の留意点
心臓弁膜症

病態
- 心房・心室・血管を隔てる弁が機能不全を起こし,血液の逆流やうっ滞を招く疾患です.

弁膜症の種類

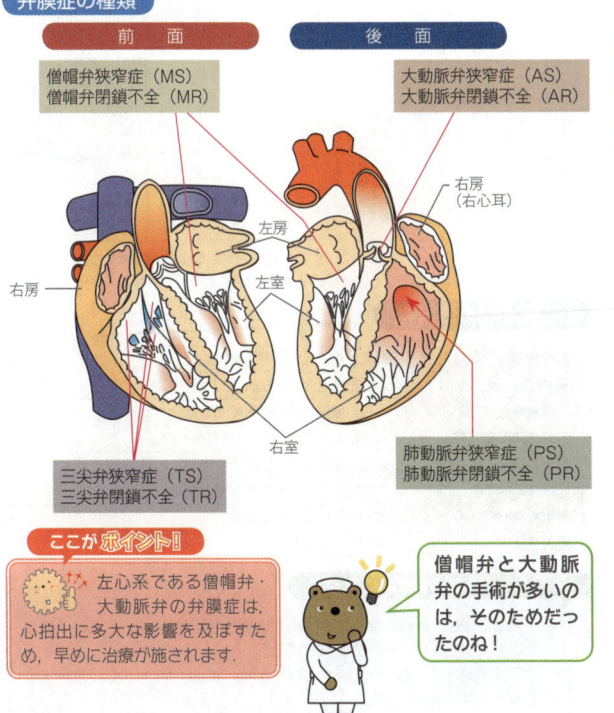

前面

僧帽弁狭窄症（MS）
僧帽弁閉鎖不全（MR）

三尖弁狭窄症（TS）
三尖弁閉鎖不全（TR）

後面

大動脈弁狭窄症（AS）
大動脈弁閉鎖不全（AR）

肺動脈弁狭窄症（PS）
肺動脈弁閉鎖不全（PR）

右房
左房
左室
右室
右房（右心耳）

ここがポイント!

左心系である僧帽弁・大動脈弁の弁膜症は,心拍出に多大な影響を及ぼすため,早めに治療が施されます.

僧帽弁と大動脈弁の手術が多いのは,そのためだったのね!

人工弁の種類

- 人工弁の種類は多くあります．以下に代表的な弁を紹介します．

種類	商品名	適応	長所	短所	画像
機械弁	・SJM弁 ・ATS弁 ・Carbomedics弁 ・On-X	・大動脈弁置換 ・僧帽弁置換	・耐久性に優れている（半永久的）	・血栓を生じやすい ・抗凝固療法を生涯併用	
生体弁	・CEP 牛心のう膜 豚心のう膜 ・MOZAIC弁 ・MAGNA弁 ・Freestyle弁	・三尖弁 ・65～70歳以上の高齢者，妊娠希望の若い女性の僧帽弁，大動脈弁置換 ・大動脈弁用のみ ・従来の生体弁とは異なり，人工弁からステントと縫着輪を除いた構造のため，より大きな弁口面積が得られる特徴を持つ	・血栓を生じにくい ・抗凝固療法の長期使用はしなくてよい	・耐久性に乏しい（10～15年）	

ON-X オンエックスバルブ：PARAMEDIC CO.,LTD.
カーペンターエドワーズ牛心のう膜生体弁マグナ：Edwards LIFESCIENCES

弁膜症の特徴的所見

僧帽弁狭窄症（MS）	肺動脈楔入圧−左室圧格差拡大
僧帽弁閉鎖不全（MR）	心房細動（Af），左室より左房への逆流
三尖弁狭窄症（TS）	右房右室間の平均拡張期圧較差 3mmHg以上
三尖弁閉鎖不全（TR）	心房細動（Af），右室より右房への逆流
大動脈弁狭窄症（AS）	収縮期左室圧−大動脈圧格差 20mmHg以上
大動脈弁閉鎖不全（AR）	大動脈起始部における左室内逆流
肺動脈弁狭窄症（PS）	肺動脈弁前後の圧格差拡大
肺動脈弁閉鎖不全（PR）	右室肥大，肺高血圧

離床時の留意点

- 弁形成術後は，弁への負担を考慮して離床を意図的に遅らせる場合があるため，担当医師へ確認が必要です．
- 極度の頻脈では，置換された弁が機能しない可能性を考慮し，離床による過度な負担を避けます．

III-6 | 主要疾患と離床時の留意点
大動脈疾患

1 大動脈瘤

病態

- 大動脈の一部が「瘤」=「こぶ」のように膨らんだ状態になる疾患です.

■ 胸部大動脈瘤

圧迫部位	症状
交感神経	Horner症候群
反回神経	嗄声
気管・肺	咳嗽・呼吸困難
食道	嚥下障害・嘔気・嘔吐

■ 腹部大動脈瘤 多くは無症状で進行しますが, 腰痛, 腹痛, 胃腸障害が出現することもあります.

治療

●大動脈瘤の位置と手術適応

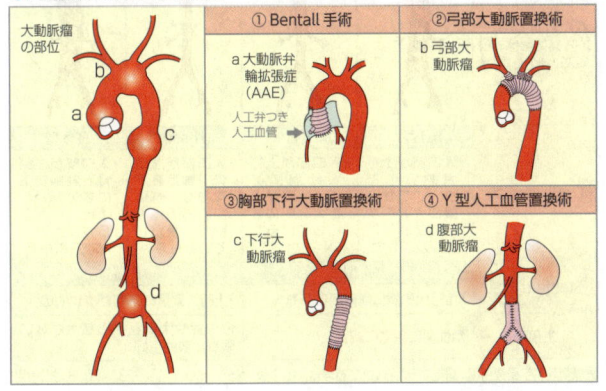

大動脈瘤の部位
b
a
c
d

① Bentall手術
a 大動脈弁輪拡張症(AAE)
人工弁つき人工血管

② 弓部大動脈置換術
b 弓部大動脈瘤

③ 胸部下行大動脈置換術
c 下行大動脈瘤

④ Y型人工血管置換術
d 腹部大動脈瘤

大動脈疾患

2 大動脈解離

病態

大動脈解離の発生

- 3層構造を作っている大動脈のうち，真ん中の層の膜（中膜）に血流が入り込んでしまい，層構造が別々に剥がれていく（解離する）疾患です．

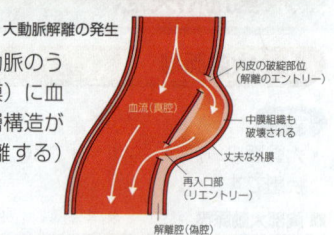

内皮の破綻部位（解離のエントリー）
血流（真腔）
中膜組織も破壊される
丈夫な外膜
再入口部（リエントリー）
解離腔（偽腔）

症状

- 突然の胸部激痛，背部痛より出現します．
- 進行し，大動脈分岐部分が解離すると，脳卒中や心筋梗塞等を合併する可能性もあります．

DeBakey 分類と Stanford 分類

	Ⅰ型	Ⅱ型	Ⅲa型	Ⅲb型
解剖範囲（▼はDeBakey分類における入口部の位置）				
DeBakey 分類	・入口部が上行大動脈にあり，ここから腹部大動脈まで広範囲に解離が及ぶもの	・入口部が上行大動脈にあり，解離が上行大動脈に限局しているもの	・入口部が左鎖骨下動脈直下にあり，解離が胸部下行大動脈に限局しているもの	・入口部が左鎖骨下動脈直下にあり，解離が下行大動脈から腹部大動脈まで及ぶもの
Stanford 分類	A型		B型	
	・上行大動脈に解離が**ある**もの		・上行大動脈に解離が**ない**もの	
生存率	急性期に急激に減少		合併症や大動脈径の拡大がない限り比較的良好	

医療情報科学研究所編：病気がみえる vol.2 循環器 第2版．メディックメディア，P233，2008．より引用

その他の分類

- DeBakey 分類に際しては以下の亜型分類を追加できます.

逆行性Ⅲ型解離	内膜亀裂が下行大動脈にあり逆行性に解離が弓部から近位に及ぶもの
弓部型	弓部に内膜亀裂があるもの
弓部限局型	解離が弓部に限局するもの
弓部広範型	解離が上行または下行大動脈に及ぶもの
腹部型	腹部に内膜亀裂があるもの
腹部限局型	腹部大動脈のみに解離があるもの
腹部広範型	解離が胸部大動脈に及ぶもの

偽腔の血流状態による分類	
偽腔開存型	偽腔に血流があるもの. 部分的な血栓の存在はこの中に入れる
偽腔血栓閉塞型	偽腔が血栓で閉塞しているもの

病期による分類	
急性期	発症2週間以内. この中で発症48時間以内を超急性期とする
亜急性期	発症後3週目(15日目)から2か月まで
慢性期	発症後2か月を経過したもの

治療

- スタンフォードA型→手術の適応あり

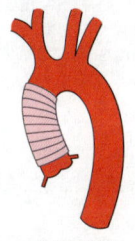

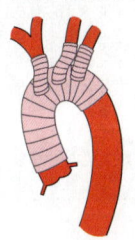

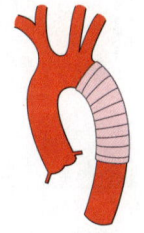

上行置換術　　　弓部全置換術　　　下行置換術

- スタンフォードB型→原則内科的治療(降圧)

大動脈疾患

胸部大血管手術に伴う脳保護法

- 大動脈の手術（特に弓部置換術）において，再建中は脳保護法を行う必要があります．
- 再建中の補助手段として，超低体温循環停止法を基本としますが，時間的制約があります．
- 以下に，代表的な脳保護法について説明します．

脳保護法	長所	短所
選択的順行性脳灌流（SCP）	生理学的 時間的安全限界が長い	回路・操作が複雑
逆行性脳灌流（RCP）	非生理学的 回路・操作などは簡単	超低体温が必要 時間的安全限界が短い 脳合併症の報告も多い

離床時の留意点

●手術例の場合
急な発症のため，術前介入はできません．
以下を確認し，離床計画の立案に役立てましょう．
☐術前の活動状態．
☐運動麻痺や感覚の有無，程度．
☐解離部位の位置．

●保存療法の場合
超急性期の時期に急激な体の捻り動作やいきみ動作は，解離を増悪させる危険性もあります．以下を確認し，離床計画の立案に役立てましょう．
☐残存解離の位置．
☐四肢血圧を測定し, 圧差はないか
☐解離の進行はないか
☐血圧を上昇させないような動きができているか

III-7 主要疾患と離床時の留意点
感染性心内膜炎 (IE)

病態

- 細菌や真菌が，心内膜や弁，大血管の内膜に感染し，炎症や弁の破壊など多彩な症状を起こした状態です．
- 疣贅（ゆうぜい）とよばれる特徴的な疣（いぼ）が形成され，血栓塞栓症を引き起こします．

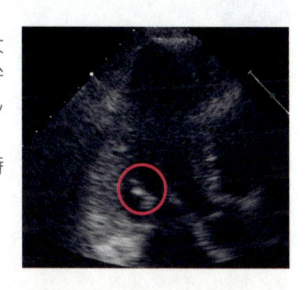

診断

以下の8項目のうち，(1) と (2) で確定診断． (1) と (2) どちらか1つと (3) 以降の3つ，または (3) 以降の5つで確定する．
(1) 血液培養が持続的に陽性
(2) 心臓超音波検査によって，心内膜の破壊を認める
(3) 僧帽弁逸脱，大動脈二尖弁，心弁膜症などがある
(4) 発熱
(5) 血液塞栓症，四肢の点状出血，細菌性動脈瘤，頭蓋内出血などがある
(6) 免疫学的異常（糸球体腎炎，オスラー結節，眼底ロス斑など）がある
(7) 血液培養陽性（非持続的）
(8) 心臓超音波検査で心内膜の破壊所見ははっきりしない． しかし，心内膜炎の可能性がある

半田俊之介：循環器疾患ハンドブック．ナツメ社，P118，2007．より引用

治療

- 抗生物質による感染症の治療を行います．
- 弁膜破壊が認められる場合は，外科的手術が適応されます．

III-8 主要疾患と離床時の留意点
心筋炎

病態
- 心筋に炎症が起こり,心筋の破壊が生じて,心機能が低下する疾患です.

症状

前駆症状
感染症状(発熱,咳,頭痛,咽頭痛),全身倦怠感等の感冒様症状,吐き気,嘔吐,腹痛,下痢等の消化器症状

急性症状
心不全症状,不整脈の出現

治療
- 感染症状に対する対症療法が主となります.
- 心不全症状,不整脈が出現した場合は,それぞれに対する薬物療法が行われます.

離床時の留意点
- 急性期は離床の適応外です.
- 急性期を乗り切れば予後は良好であるため,症状安定後,離床の開始を検討し,廃用の進行を食い止めます.

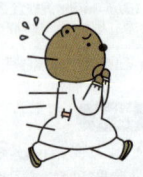

III-9 主要疾患と離床時の留意点
閉塞性動脈硬化症（ASO）

病態
- 動脈硬化を原因とした末梢動脈の閉塞により，四肢の循環障害をきたす疾患です．

症状
● Fontain 分類

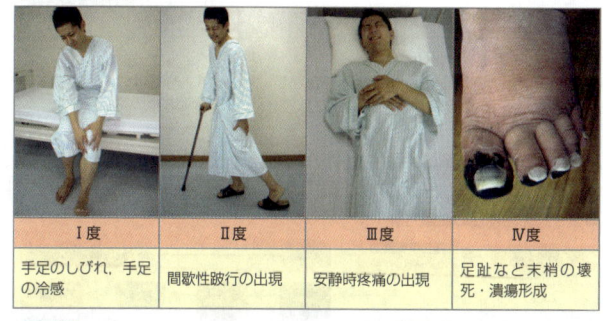

Ⅰ度	Ⅱ度	Ⅲ度	Ⅳ度
手足のしびれ，手足の冷感	間歇性跛行の出現	安静時疼痛の出現	足趾など末梢の壊死・潰瘍形成

検査
- エコーや動脈造影の他，足関節上腕血圧比（ABI）が有用です．

> 足関節上腕血圧比 ABI (Ankle Brachial Pressure Index)
> = 足関節部最高血圧 / 上腕動脈最高血圧
>
> 　　1.0 以上＝正常
> 　　0.9 以下＝閉塞性動脈硬化症疑い
> 　　0.6 以下＝間歇性跛行などの症状が出現

> 虚血性潰瘍で ABI が 0.6 程度ある場合には，糖尿病の合併や外傷性の関与を考慮します．
> 重症跛行でも ABI が 0.6 以上に保たれている例では，他の神経疾患の合併も考慮します．

● ASOの重症度による対策

重症度	Fontaine 臨床症状分類	足関節/上腕 血圧比(ABI)*	対策
軽症 (代償期)	I度 症状なし (時に冷感, しびれ感)	0.8程度	・危険因子（高血圧，糖尿病，高脂血症，喫煙）への対応 ・進行予防の治療（薬物療法，運動療法，食事療法）
中等度 (相対的非代償期)	II度 間歇性跛行	0.6程度	・危険因子（高血圧，糖尿病，高脂血症，喫煙）への対応 ・フットケア，運動療法，薬物療法，病変により血管内治療，バイパス治療
重症 (絶対的非代償期)	III度 安静時痛 IV度 壊疽，虚血性潰瘍	0.3程度	・侵襲的治療（積極的に優先） ・非適応時には静注・動注療法 ・血管新生療法，炭酸泉足浴

関連事項
ポケットマニュアルシリーズ
循環器ケアと早期離床 ▶ *ABI ⇨ P045

● 慢性動脈閉塞症の治療方針

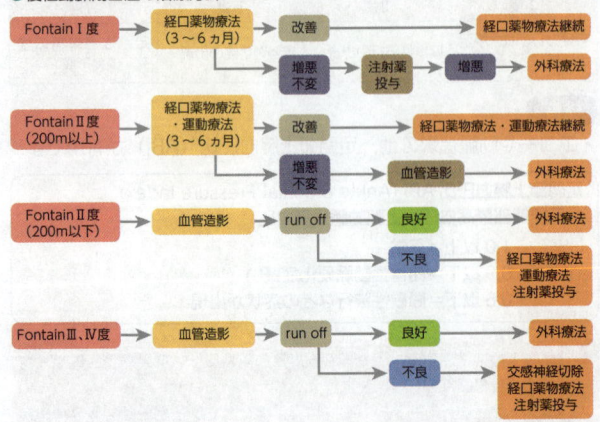

Fontain I度 → 経口薬物療法(3〜6ヵ月) → 改善 → 経口薬物療法継続
　　　　　　　　　　　　　　　　　　→ 増悪不変 → 注射薬投与 → 増悪 → 外科療法

Fontain II度 (200m以上) → 経口薬物療法・運動療法(3〜6ヵ月) → 改善 → 経口薬物療法・運動療法継続
　　　　　　　　　　　　　　　　　　　　　　　　　　　→ 増悪不変 → 血管造影 → 外科療法

Fontain II度 (200m以下) → 血管造影 → run off → 良好 → 外科療法
　　　　　　　　　　　　　　　　　　→ 不良 → 経口薬物療法 運動療法 注射薬投与

Fontain III、IV度 → 血管造影 → run off → 良好 → 外科療法
　　　　　　　　　　　　　　　→ 不良 → 交感神経切除 経口薬物療法 注射薬投与

赤阪隆史・吉川純一：心疾患の手術適応と至適時期．文光堂，P309，2004．より引用

Ⅳ-1 | 各種治療と離床のポイント
大動脈内バルーンパンピング(IABP)

- IABPは，大腿動脈からバルーンを下行大動脈に留置し，心臓の動きに合わせてヘリウムガスを用いて拡張収縮をさせ，心臓のポンプ機能が低下している患者のサポートをする補助循環装置です．

1 IABPの仕組みと効果

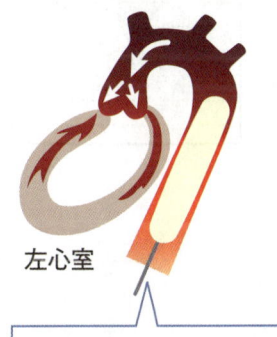

左心室

左心室

左心室の拡張期にバルーンを拡張(inflate)させることにより，冠血流量を増加させます．

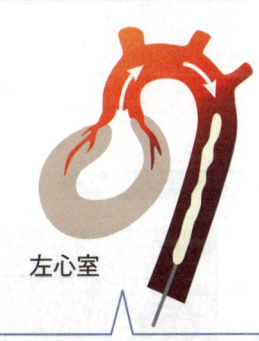

左心室の収縮期直前にバルーンを収縮(deflate)させることで後負荷を軽減させます．

2 適応

- 心原性ショック
- 急性心筋梗塞
- 心室中隔穿孔
- 周術期の低心拍出量症候群
- 重度の狭心症
- 血行再建時の予防的使用
- 心不全

3 駆動中の管理と観察ポイント

操作パネル

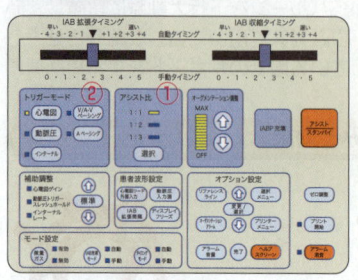

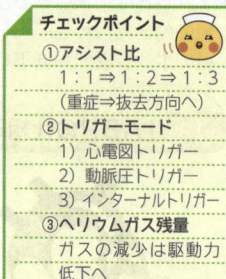

チェックポイント

① アシスト比
　1:1 ⇒ 1:2 ⇒ 1:3
　（重症⇒抜去方向へ）
② トリガーモード
　1）心電図トリガー
　2）動脈圧トリガー
　3）インターナルトリガー
③ ヘリウムガス残量
　ガスの減少は駆動力低下へ

IABP ディスプレイ

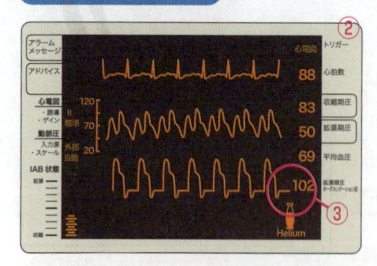

ここがポイント！

駆動中は以下の確認を行いましょう．
・アシスト比　・トリガーモード　・ヘリウムガス残量
カテーテル刺入部の出血の有無
バルーン自体の損傷の有無
下肢の虚血と肢位（不良肢位の回避）

大動脈内バルーンパンピング（IABP）

4 離床の留意点

- 積極的な離床は行えませんが，刺入部の屈曲やトリガーデバイスに十分注意し，ギャッジアップ30度や左右の体位変更を行います．
- 挿入肢以外の3肢については，廃用の進行予防目的で，ROM-ex等のアプローチは行います．
- 心電図トリガーの場合は，体位変換や清拭時に心電図リードの外れや電極の剝れに注意をします．IABP用心電図電極は剝がれないようにテープで補強し，IABP用であることを明記するとよいでしょう．
- 動脈圧トリガーの場合は，体位変換や体動時の動脈ラインカテーテルの屈曲やノイズ，動脈ラインからの採血で脈波を検出できなくなると，作動しなくなる為注意が必要です．

チェックポイント

☐ 指示された駆動頻度でパンピング出来ているか
☐ 心電図や心拍と同期しているか

介入のポイント！

看護介入（清拭など）の中で意識的に廃用の進行予防と合わせた介入が効果的です．意識清明であれば，健側の3肢でヒップアップが行えると看護量の軽減にもつながります．また，鼠径部は不潔になりやすいため，清潔を保持することが重要です．

大動脈内バルーンパンピング（IABP）

Ⅳ-2 各種治療と臨床のポイント
経皮的心肺補助法（PCPS）

1 PCPSの仕組み

- 経皮的カニューレにより遠心ポンプで静脈血を脱血し，膜型人工肺で酸素化した後，大腿動脈に送血をする閉鎖式の人工心肺装置です．心臓と肺の機能を補助します．

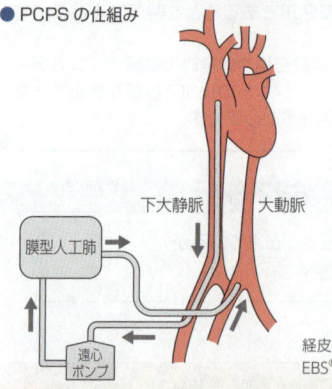

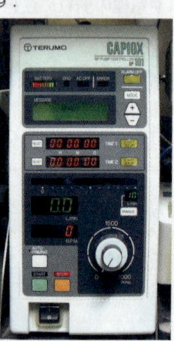

● PCPSの仕組み

経皮的心肺補助システム キャピオックス®
EBS®：テルモ株式会社

2 適応

■ 1. 重症心不全に対する補助循環
心原性ショック
心筋梗塞
開心術後（人工心肺の離脱困難例など）

■ 2. 一時的体外循環
心大血管手術時
PTCAの補助

■ 3. 呼吸補助
ECMO
呼吸器手術

3 駆動中の管理

チェックポイント

- □ ポンプの血流量の把握
  - ⇒前負荷,後負荷により流量が変化する
  - ⇒血圧やCVP値の変化を観察する
- □ 遠心ポンプの回転数の把握
- □ 膜型人工肺の酸素流量と濃度設定
- □ 血液温の確認
  - ⇒熱交換器が内蔵されていない場合,低体温に注意する
- □ 人工肺中の血液の色
  - ⇒脱血側と送血側の血液の色を比較し,酸素化されているか確認する
- □ ACT測定
  - ⇒ヘパリンコーティング回路の場合,200秒前後で管理する

4 離床の注意点

- 循環動態が不安定なため,積極的な離床は行えませんが,呼吸器合併症の改善目的で体位変換を行う場合があります.
- 体位変換は3名の介助者によって行います.
- Head upは15〜20度,回路の屈曲に注意します.
- カニューレ挿入側以外の肢については,廃用予防のため,ROM-ex等を行います.

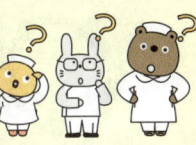

経皮的心肺補助法(PCPS)

Ⅳ-3 各種治療と離床のポイント
ペースメーカー

1 ペースメーカーの種類と適応

	一時的(体外式)ペーシング	恒久的(植込み式)ペーシング
適応	植込みまでの一時的処置,心筋梗塞による一過性徐脈,術後管理	洞不全症候群,房室ブロック,拡張型心筋症,閉塞性肥大型心筋症,心不全
方法	心筋リード 日本メドトロニック株式会社より許可を得て転載	植込み術 ペースメーカー SVC RA RV 電極先端

2 ペーシング様式の種類

	第1文字	第2文字	第3文字
機能	ペーシング（刺激）部位	ペーシング（感知）部位	反応様式
文字	A：心房 V：心室 D：心房心室	A：心房 V：心室 D：心房心室 O：なし	I：抑制 T：刺激 D：心房心室 O：なし

- 基本設定＝Rate 設定，出力設定（STIM），感度設定（SENS）

■ **AAI 適応**＝洞機能不全（房室伝導が正常な場合）

■ **VVI 適応**＝心房細動や心房粗動を伴う房室ブロック

■ **DDD 適応**＝洞機能不全，房室ブロック（洞調律を維持している場合）

3 ペーシング不全とその波形

ペーシング不全（ペーシングフェラー）

- ペーシングスパイクが出ているが，それに対する反応がない状態

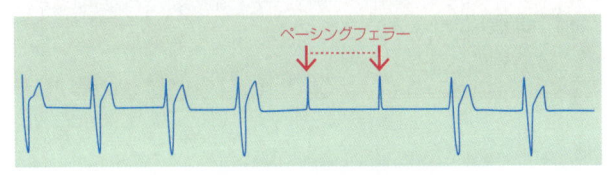

原因：閾値の上昇，リードの位置移動，ペースメーカーのリセット

センシング不全

■ オーバーセンシング
- 心房・心室波以外の電気的活動を，自己波の出現と間違って捉え，ペーシングしない状態

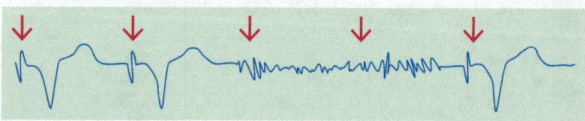

原因：筋電位，電磁障害，断線によるノイズ

■ アンダーセンシング
- 自己波が出ているが，ペーシングをしてしまう状態

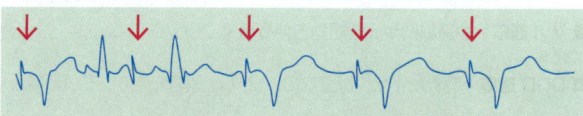

原因：リードの位置移動や断線，リード先端部の心筋障害

ここがポイント！

- 一時的ペーシングの場合，モニター上に波形が出なくなる場合があります．その際，まずはリードと本体の接続を確認すること，次に，電池消耗の有無を確認しましょう．
- 術後の約10日間は心筋の刺激閾値が高くなりやすいため，ペーシング不全やセンシング不全などが起こる可能性があります．

Ⅳ-4 | 各種治療と離床のポイント
除細動

1 除細動の種類

電気的除細動（DC）
特徴：心室細動や心室頻拍に対し，心筋に直流電流を流す方法．

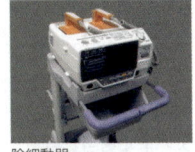

除細動器
写真提供　日本光電株式会社

自動体外式除細動器（AED）
特徴：電源を入れれば器機が心電図を自動解析し，除細動の必要性を音声でアナウンスして，通電する方法．

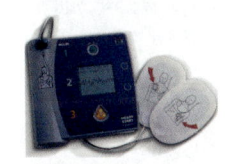

AED
フィリップス社製　ハートスタート FR2

カルディオバージョン
特徴：心室細動以外の頻脈型不整脈に対し，QRS 波に同期させて通電する方法．

■ 適応
心室頻拍，心室細動，心房粗動，心房細動，発作性上室性頻拍

2 除細動（DC）の手順とポイント

1. 準備
皮膚熱傷防止パッドを貼ります．ない場合は，生理食塩水に浸したガーゼでも構いません．貼付剤ははがします．貴金属・義歯は外します．

2. 電源を入れる
医師に出力（ジュール）と心拍同期設定を確認します．

3. パドルを当てる
心臓を挟むように STERNUM（第2, 3肋間胸骨右縁）へ，APEX（第5肋間中腋窩線）へ置きます．

4. 充電
本体または手元の「2」のボタンを押し，充電します．

5. 放電
周囲に声かけを行い，「3」のボタンを同時に押します．

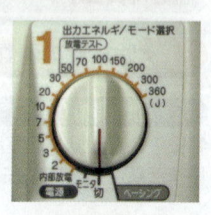

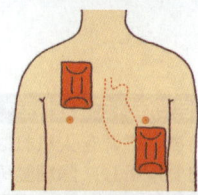

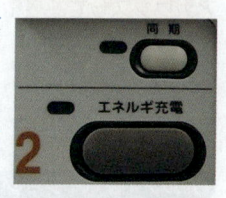

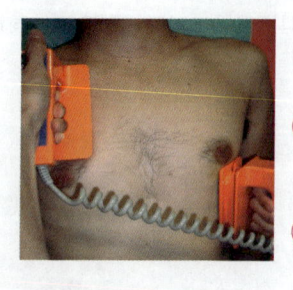

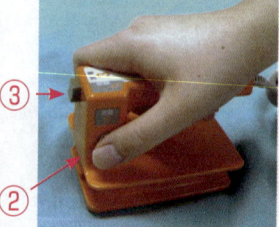

除細動

Ⅳ-5 各種治療と離床のポイント
血液浄化法

1 透析器

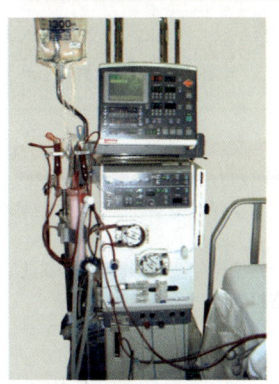

血液濾過透析(HDF)　　血液透析(HD)

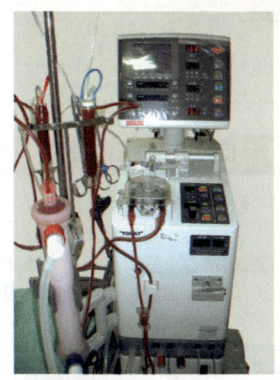

血液浄化用装置：東レ・メディカル株式会社

2 血液浄化法の分類

- 血液浄化法には，以下の4つの方法があります．

 1. 透析 (dialysis)
 2. 濾過 (filtration)
 3. 吸着 (adsorption)
 4. 分離 (pheresis)

以上の方法にて，血液内の不要な物質や有毒な物質を除去し，体液過剰の正常化を図ります．

3 血液浄化法と除去物質の分子量

- どの血液浄化を選択するかは除去物質の分子量に関係します.

小分子量物質	Na・K・無期リン・アルミニウム・Mg・尿素・クレアチニン・尿酸・アンモニア等
中分子量物質	ポリペプチド・ポリオール等
大分子量物質	副甲状腺ホルモン・β2-ミクログロブリン・α1-ミクログロブリン・インスリン・レニン・ガストリン・プロラクチン・リボヌクレアーゼ等

4 血液浄化法の種類

① 間　歇　式： 短時間で除水ができますが, 循環動態の変動に影響が出ます.
② 持続緩徐式： 長時間かかりますが, 循環動態への影響が少ないため急性期に多用されます.

各血液浄化法の特徴

血液透析（HD）Hemodialysis	拡散の原理を用い小分子の除去に優れている. 血圧低下や不均衡症候群（めまい, 頭痛）が比較的高く出る
血液濾過（HF）Hemofiltration	濾過の原理を用い中分子の除去に優れている. 血漿浸透圧の変動が少なく, 循環動態は HD に比べて安定している
血液濾過透析（HDF）Hemodilysisfiltration	HD と HF の除去特性を持ち小分子から大分子量物質まで除去可能
限外濾過（ECUM）Extra Corporeal Ultrafiltration Method	限外濾過による除水透析液を用いないため溶質除去は殆ど不可
血漿交換（PE）Plasma Exchange	血漿分離後, 患者血漿を新鮮凍結血漿で置換する方法
吸着療法（DHP）Direct Hemo Perfusion	吸着剤を使用し病因物質を除去した後, 体内に血液を戻す

持続的に行うものには C（Continuous）の接頭語をつけます.

5 透析導入基準

透析導入に関する厚生科学研究班の基準	
I. 腎機能	
血清クレアチニン (mg / dL) {クレアチニン・クリアランス (mL /分)}	点数
8以上 {10 未満}	30 数
5〜8未満 {10〜20 未満}	20 数
3〜5未満 {20〜30 未満}	10 数
II. 臨床症状	
1. 体液貯留(全身性浮腫,高度の低蛋白血症,肺水腫)	
2. 体液異常(管理不能の電解質・酸塩基平衡異常)	
3. 消化器症状(悪心,嘔吐,食欲不振,下痢など)	
4. 循環器症状(重篤な高血圧,心不全,心包炎)	
5. 神経症状(中枢・末梢神経症状,精神障害)	
6. 血液異常(高度の貧血症状,出血傾向)	
7. 視力障害(尿毒症性網膜症,糖尿病性網膜症)	
これら1〜7小項目のうち当てはまる項目数(程度)	点数
3つ以上(高度)	30 点
2つ(中等度)	20 点
1つ(軽度)	10 点
III. 日常生活障害度	
障害程度	点数
尿毒症症状のため起床できないもの(高度)	30 点
障害程度	20 点
通勤,通学,或いは家庭内労働が困難になった場合(軽度)	10 点
10歳未満の年少者,65歳以上の高齢者及び糖尿病患者,膠原病患者には,10点を加算する.60点以上である場合に「客観的に見て透析導入が妥当である」と判断する	

- 上記I〜III項目の合計点数が60点以上になったときに長期透析療法への導入適応となります.

循環器病の診断と治療に関するガイドライン合同研究班:脳血管障害,腎機能障害,末梢血管障害を合併した心疾患の管理に関するガイドライン:P1502,2006. より引用

血液浄化法

6 バスキュラーアクセスの種類

- 血液浄化法には血液流量が必須です．この流量を確保する経路をバスキュラーアクセス（ブラッドアクセス）といいます．

バスキュラーアクセスの種類

一時的	静脈留置カテーテル等
恒久的	自己血管内シャント，人工血管内シャント等

ここがポイント！

急性腎不全の場合は内頸静脈・大腿静脈に透析用のダブルルーメンカテーテルを留置し行います．カテーテル挿入自体で離床が出来ないという事はありません．

代表的なバスキュラーアクセス

	静脈留置カテーテル法	内シャント法
期間	一時的	恒久的
期間バスキュラーアクセス	内頸静脈，大腿静脈	自己，人工血管にて動脈，静脈を皮下で吻合
利点	シャント手術不要	長期化開存，日常生活に適す
欠点	感染，血栓，血流流量の変化	手術が必要，穿刺痛
離床時の注意点	脱血・送血の圧を観察し，過度な屈曲に注意しながら，可能な範囲で離床を行う	体重をマイナスバランスへシフトさせるため，循環血液量が減少する．離床時には循環動態の変動めまい等の自覚症状に注意する

7 アラーム

アラーム	考えられる原因	対応
静脈圧アラーム	・下限アラームの場合 　脱血不良 　血圧低下 　血液回路留置針の脱落 ・上限アラームの場合 　凝血 　回路の屈曲・圧迫などによる閉塞	・回路の屈曲・圧迫などの除去 ・回路交換 ・血圧低下の場合は除水を止める，補液 ・体動，体位変換による刺入部の屈曲の場合は体位を整える
TMPアラーム	・下限アラームの場合 　ダイアライザー入口までの回路の屈曲，圧迫 ・上限アラームの場合 　ダイアライザー内部の凝固 　返血回路の屈曲，凝血	・回路の屈曲の解除 ・回路交換
気泡アラーム	・回路の緩みや脱落 ・回路，接続部の亀裂 ・輸液回路からの空気混入 ・送血側の回路が外れている	・原因の検索，除去 ・気泡を除去

ここがポイント！

アラームが鳴ったらすぐに把握し，迅速に対応を行います．「再開」を押さない限り器械は作動しません．器械停止時間が長くなると回路内の凝血を招いてしまいます．

離床時の注意点

・持続的に血液浄化を行っている場合
施行中は循環動態への影響が大きく，離床には全身状態のアセスメントが必須です．無理な離床は控えます．また，ROM-ex 等行う時は回路の屈曲や接続の外れなど，細心の注意を払い行いましょう．

血液浄化法

8 血液浄化法における観察のポイント

- [ ] バスキュラーアクセスと回路の接続
- [ ] 穿刺部の出血や血腫
- [ ] 回路の屈曲やベッド柵での圧迫
- [ ] 動脈圧，静脈圧，膜間圧力差（TMP）
- [ ] 除水量
- [ ] 血液凝固時間（必要時）
- [ ] チャンバーや回路内の血栓
- [ ] 全身状態

9 血液浄化法における離床の留意点

介入のポイント！

間歇式：短時間に急激な除水を行うことが多く，循環動態の変動をきたすこともあるため，離床は治療後より緩徐に進めます．

持続式：24時間行うことにより，身体への負担は軽減されますが，ベッド上に拘束され離床が阻害されます．バスキュラーアクセスの種類によりますが，血流量に影響を及ぼさない範囲で，ギャッジアップや体位変換を行っていきます．

10 血液浄化法別 回路の仕組み

血液透析

- 間歇式血液透析（intermittent hemodialysis；IHD）と持続緩徐式血液透析（continuous hemodialysis；CHD）に大別されます．

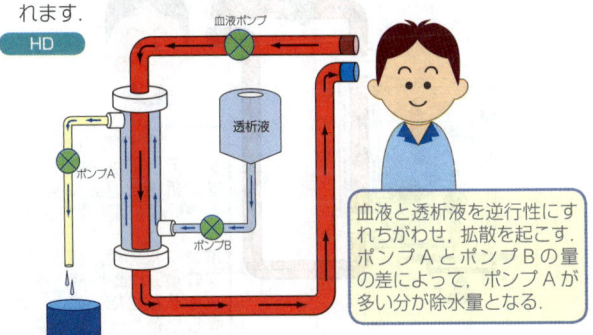

HD

血液と透析液を逆行性にすれちがわせ，拡散を起こす．ポンプAとポンプBの量の差によって，ポンプAが多い分が除水量となる．

血液濾過

- 間歇式血液濾過（hemofiltration；HF）と持続緩徐式血液濾過（continuous hemofiltration；CHF）に大別されます．

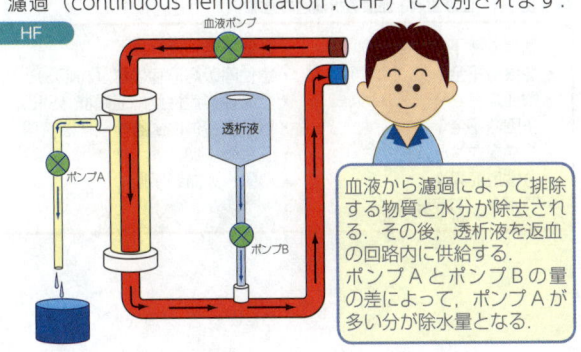

HF

血液から濾過によって排除する物質と水分が除去される．その後，透析液を返血の回路内に供給する．ポンプAとポンプBの量の差によって，ポンプAが多い分が除水量となる．

治療

血液浄化法　063

血液透析濾過

- 間歇式血液透析濾過（hemodialysis filtration；HDF）と持続緩徐式血液透析濾過（continuous hemodialysis filtration；CHDF）に大別されます．

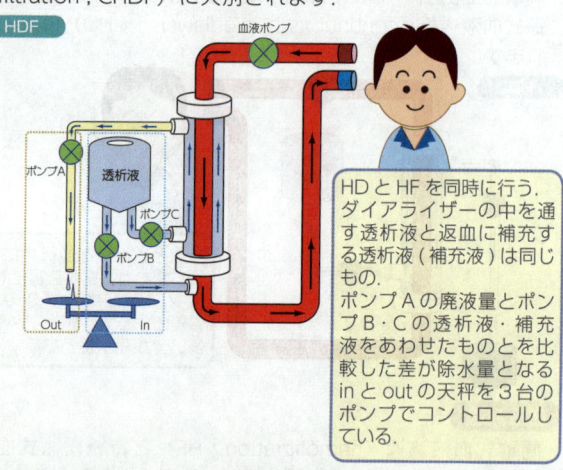

HDF

> HDとHFを同時に行う．
> ダイアライザーの中を通す透析液と返血に補充する透析液(補充液)は同じもの．
> ポンプAの廃液量とポンプB・Cの透析液・補充液をあわせたものとを比較した差が除水量となる
> inとoutの天秤を3台のポンプでコントロールしている．

●血液透析・血液濾過・血液透析濾過の適応

・循環動態不安定な症例	・呼吸不全
・急性腎不全	・急性呼吸窮迫症候群（ARDS）
・敗血症	・全身性炎症性反応症候群（SIRS）
・多臓器不全	・腎不全合併による術後体液管理
・重症虚血性心疾患	・脳手術
・急性重症膵炎	・心臓・大血管手術
・肝不全，劇症肝炎	

血液吸着 (direct hemoperfusion ; DHP)

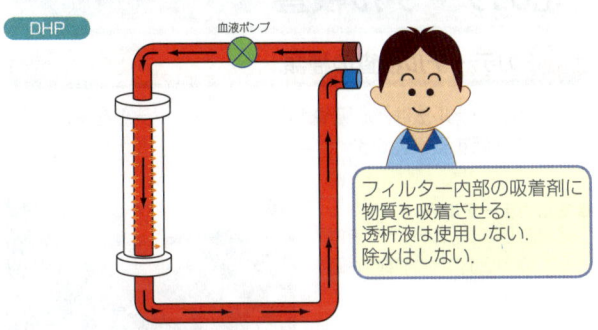

DHP

血液ポンプ

フィルター内部の吸着剤に物質を吸着させる．
透析液は使用しない．
除水はしない．

適応疾患
- 薬物中毒，敗血症，エンドトキシン血症など

血漿交換 (plasma exchange ; PE)

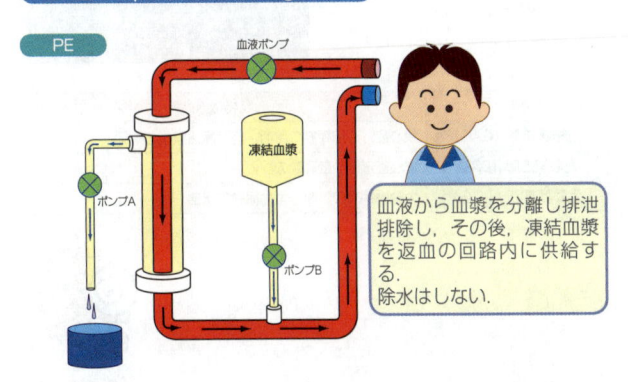

PE

血液ポンプ

凍結血漿

ポンプA

ポンプB

血液から血漿を分離し排泄排除し，その後，凍結血漿を返血の回路内に供給する．
除水はしない．

適応疾患
- 肝不全，ギラン・バレー症候群，SLEなど

治療

血液浄化法

V-1 │ 離床に必要な検査・周辺機器のチェックポイント
心カテーテル検査

1 カテーテル検査の種類

- 心臓カテーテル法は，心臓や大血管内にカテーテルを挿入して，病態を評価する検査です．

■ 右心カテーテル法
末梢静脈からカテーテルを挿入し，心内圧測定や病態の評価を行います．

■ 左心カテーテル法
動脈から血流走行に逆らってカテーテルを挿入し，圧測定や心血管造影を行う検査です．

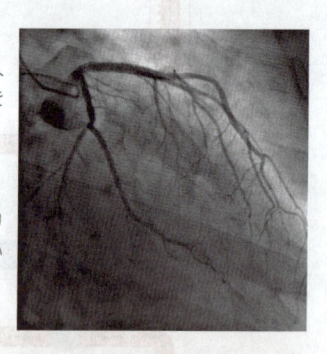

名称	特徴
冠動脈造影（CAG）	狭心症，心筋梗塞の診断，冠動脈治療後の確認
左心室造影（LVG）	左心室形態や壁運動の評価
大動脈造影（AOG）	大動脈疾患の診断，大動脈弁の状態

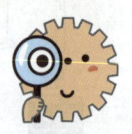

2 カテーテル検査で得られる情報

■ 心血管内圧

●心内圧の基準値

(単位:mmHg)

	基準値（収縮期/拡張期）	平均圧
右心房（RA）圧	1～5	―
右心室（RV）圧	15～30/1～5	―
肺動脈（PA）圧	15～30/4～12	9～19
肺動脈楔入（PCW）圧	3～13	5～10

■ 圧較差
拡張・収縮期の各弁での圧較差

■ 酸素飽和度
・左心系：約95%　・右心系：75%

■ 心拍出量

■ 心係数

■ 左心室造影での左心室壁AHA分類

■ 心血管造影

■ 左心室壁運動の視覚的評価法（Herman分類）

日本語表記	英語表記
正常収縮	normokinesis
無収縮	akinesis
収縮低下	hypokinesis
収縮期膨張	dyskinesis
不均一収縮	asyneresis
時差収縮	asynchrony

心カテーテル検査

3 カテーテル検査による血行動態正常値

心拍出量	4～8L/min
心係数	2.5～4.0L/min/m²
一回拍出量	60～130mL
一回拍出係数	35～70mL/m² per beat
肺血管抵抗	45～100 dyne/sec/cm⁻⁵

全肺血管抵抗	150～250 dyne/sec/cm⁻⁵
全身血管抵抗	950～1500 dyne/sec/cm⁻⁵
左室拡張末期容積	50～95mL/m²
左室収縮末期容積	20～35mL/m²
駆出率，駆出分画	60～75%

4 AHA による冠動脈造影評価

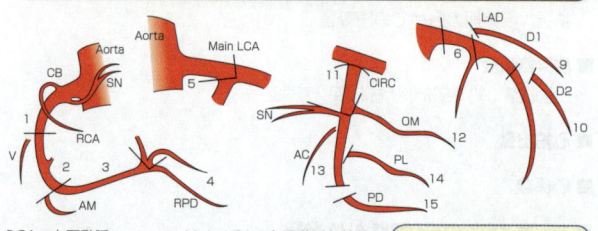

RCA= 右冠動脈
SN= 洞結節動脈
CB= 円錐枝
AM= 鋭角枝
AV= 房室結節動脈
V= 右室枝
RPD= 右優位の場合の後下行枝

Main LCA= 左冠動脈主幹部
LAD= 前下行枝
D1= 第1対角枝
D2= 第2対角枝
CIRC= 回旋枝
OM= 鈍角枝
AC= 左房回旋枝
PD= 左優位の場合の後下行枝
PL= 後側壁枝

25%= 25%以下の狭窄
50%= 26～50%
75%= 51～75%
90%= 76～90%
99%= 狭窄部が線状に造影されるか（90%を超す狭窄）または前方への血流はあるが狭窄部が途切れて見えない場合
100%= 完全閉塞

ここがポイント！

有意狭窄は75％以上を示します．
主幹部病変や3枝病変（右冠動脈，左前下行枝，左回旋枝の全てを含む）は冠動脈バイパス手術の適応です．

V-2 離床に必要な検査・周辺機器のチェックポイント
心エコー

1 心エコーの検査方法

名称	断層法	Mモード
表示方法	画像表示	画像表示
	右室／左室／右房／左房	①前胸壁／右室前壁／心室中隔／心内膜／左室後壁／心外膜／心嚢／心膜／心電図 ①右室径（RVD） ②心室中隔壁厚（IVSth） ③左室後壁厚（LVPWth） ④左室拡張期末期径（LVDd） ⑤左室収縮期末期径（LVDs）
特徴	Bモード，2Dエコーとも呼ばれる断面像や動きをみる	心腔内の広さ，距離を計測

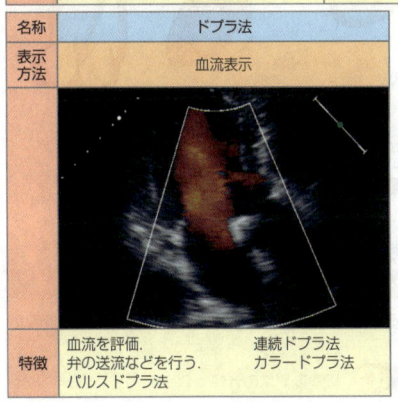

名称	ドプラ法
表示方法	血流表示
特徴	血流を評価．弁の送流などを行う．パルスドプラ法　連続ドプラ法　カラードプラ法

2 断層心エコー図

- 心エコーの動画を見る際に基準断面像を覚えておくことで，動きを明確にイメージできます．

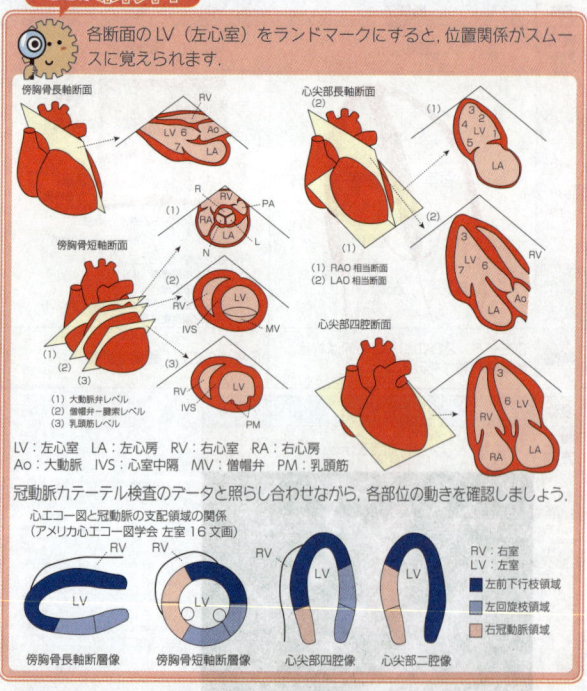

ここがポイント！

各断面のLV（左心室）をランドマークにすると，位置関係がスムースに覚えられます．

傍胸骨長軸断面

傍胸骨短軸断面
(1) 大動脈弁レベル
(2) 僧帽弁～腱索レベル
(3) 乳頭筋レベル

心尖部長軸断面
(1) RAO 相当断面
(2) LAO 相当断面

心尖部四腔断面

LV：左心室　LA：左心房　RV：右心室　RA：右心房
Ao：大動脈　IVS：心室中隔　MV：僧帽弁　PM：乳頭筋

冠動脈カテーテル検査のデータと照らし合わせながら，各部位の動きを確認しましょう．

心エコー図と冠動脈の支配領域の関係
（アメリカ心エコー図学会 左室16文画）

傍胸骨長軸断層像　傍胸骨短軸断層像　心尖部四腔像　心尖部二腔像

RV：右室
LV：左室
■ 左前下行枝領域
■ 左回旋枝領域
■ 右冠動脈領域

千田彰一・外形尚：循環器診療ポケットマニュアル．医科学出版社，P4, 2008. より引用改変

関連事項
ポケットマニュアルシリーズ
循環器ケアと早期離床 ▶ 壁運動異常の分類 ⇒ P073

心エコー

3 Mモード心エコー図

Mモード心エコー図記録方向

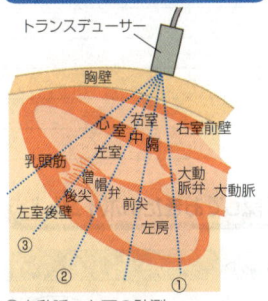

- ①大動脈, 左房の計測
- ②僧帽弁の記録
- ③左室径, 壁厚, 動きの計測

■ A. 大動脈弁のMモード心エコー図

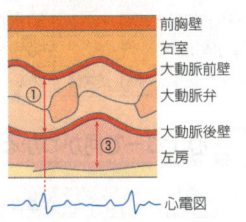

①大動脈径(AOD) 16〜36mm
③左房径(LAD) 12〜40mm

■ B. 僧帽弁前尖のMモード心エコー図

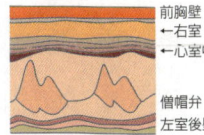

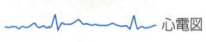

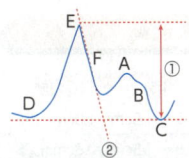

①僧帽弁前尖の最大振幅
 (CE amp) 18〜32mm
②僧帽弁後退速度
 (DDR) 70〜190mm/秒

■ C. 左室のMモード心エコー図

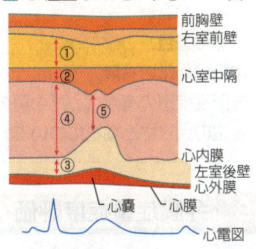

- ①右室径(RVD)
- ②心室中隔壁厚(IVSth)
- ③左室後壁厚(LVPWth)
- ④左室拡張期末期径(LVDd)
- ⑤左室収縮期末期径(LVDs)

龍野勝彦:心臓病の診断と内科治療. 心臓外科エキスパートナーシング. 改訂第3版. 南江堂, P31, 2004. より許諾を得て転載

心エコー 071

4 辞書的に見るデータ一覧と用語

●成人基準値

左房径（LAD）	18～40mm
左室拡張末期径（LVDd）	40～50mm
左室収縮末期径（LVDs）	30～45mm
左室駆出率（EF）	50～80%
左室内径短縮率（%FS）正常値	30%～45%

5 心エコーで何がわかる？ 確認しておきたいポイント！

チェックポイント

- □ 各弁の機能や形態（動き，弁口面積，厚み）
- □ 心房の大きさ
- □ 心内の異物の有無（血栓，疣贅，腫瘍など）
- □ 心嚢液の有無
- □ 逆流の有無
- □ 中隔の異常の有無
- □ 先天性疾患の有無（心房中隔欠損など）
- □ 左室の大きさと動きについて

6 弁膜症重症度評価

		正常	軽度	中等度	重度
僧帽弁狭窄症	弁口面積	4.0～6.0cm²	1.5cm²以上	1.0～1.5cm²	1.0cm²以下
大動脈弁狭窄症	弁口面積	平均3.0cm²	1.5cm²以上	0.8～1.5cm²	0.8cm²以下
	流速（圧較差）		3.0m/s以下（36mmHg以下）	3.0～4.0m/s（36～64mmHg）	4.0m/s以上（64mmHg以上）

7 左室駆出率（LVEF）による程度分類

	駆出率	復職
健常者	60～70%	
軽度障害者	50～60%	肉体労働でも支障はない
中等度障害者	30～50%	事務職であればほとんど問題ない
重度障害者	30%以下	肉体労働であれば，転職や夜勤のない軽労働へ
	20%以下	必要最小限の身辺活動を余儀なくされる

奈良勲監，奈須田鎮雄 ほか：PTマニュアル循環器疾患の理学療法．第2版．医歯薬出版，P45，1997．より作表

8 壁運動異常の分類

●左室壁運動異常の評価

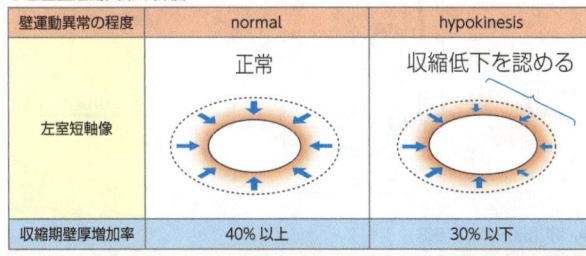

壁運動異常の程度	normal	hypokinesis
左室短軸像	正常	収縮低下を認める
収縮期壁厚増加率	40%以上	30%以下

壁運動異常の程度	akinesis	dyskinesis
左室短軸像	無収縮を認める	奇異運動を認める
収縮期壁厚増加率	10%以下	収縮期外方運動

心エコー

V-3 | 離床に必要な検査・周辺機器のチェックポイント
心電図

1 刺激伝導系と基本波形

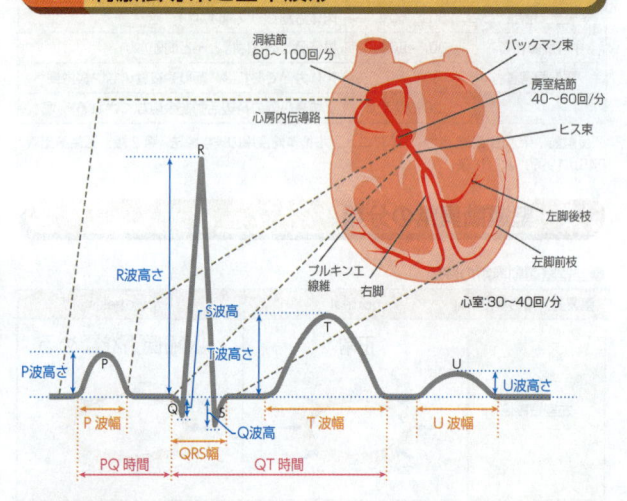

- 洞結節 60～100回/分
- バックマン束
- 心房内伝導路
- 房室結節 40～60回/分
- ヒス束
- 左脚後枝
- 左脚前枝
- プルキンエ線維
- 右脚
- 心室:30～40回/分

波形ラベル: P波高さ、P波幅、R波高さ、S波高、T波高さ、Q波高、U波高さ、PQ時間、QRS幅、T波幅、U波幅、QT時間

●心電図波形のもつ意味

P波	幅 0.06～0.10秒 高さ 0.25mV	心房が収縮する時に出る波形
QRS波	幅 0.06～0.10秒 高さ 誘導部位にて異なる	心室に電気が伝わる時の波.心室内伝導時間
T波	幅 0.10～0.25秒 高さ 0.5mV（四肢誘導） 1.0mV（胸部誘導）	心臓の収縮を終えた時の収縮過程で生じる
U波	幅 0.16～0.25秒 高さ 0.05mV（四肢誘導） 0.1mV（胸部誘導）	T波の後の小さい波形.低カリウム血症時に見られる
PQ時間	幅 0.12～0.20秒	心房の興奮の始まりから心室筋が興奮し始めるまでの房室伝導時間
QT時間	幅 0.30～0.45秒	
ST波		心筋の虚血状態を反映

2 12誘導心電図の電極装着位置

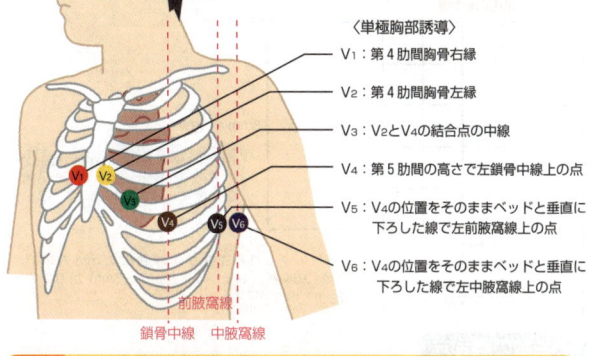

〈単極胸部誘導〉

- V_1：第4肋間胸骨右縁
- V_2：第4肋間胸骨左縁
- V_3：V_2とV_4の結合点の中線
- V_4：第5肋間の高さで左鎖骨中線上の点
- V_5：V_4の位置をそのままベッドと垂直に下ろした線で左前腋窩線上の点
- V_6：V_4の位置をそのままベッドと垂直に下ろした線で左中腋窩線上の点

前腋窩線
鎖骨中線　中腋窩線

3 心電図の誘導法

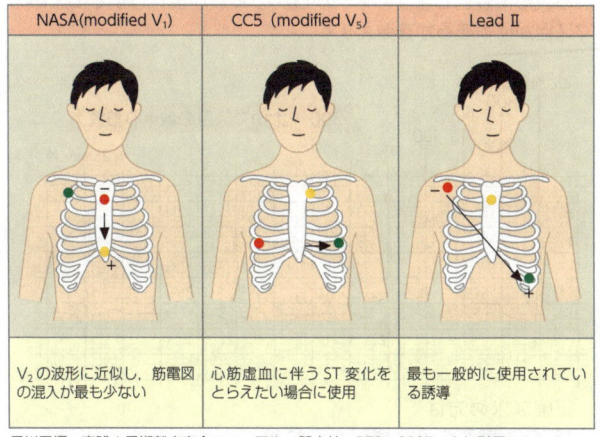

NASA(modified V_1)	CC5 (modified V_5)	Lead Ⅱ
V_2の波形に近似し，筋電図の混入が最も少ない	心筋虚血に伴うST変化をとらえたい場合に使用	最も一般的に使用されている誘導

曷川元編：実践！早期離床完全マニュアル．慧文社，P79, 2007. より引用

検査・周辺機器

心電図

4 目盛りの読み方

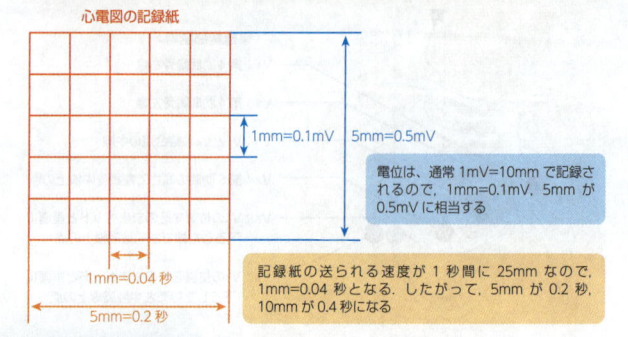

心電図の記録紙

1mm=0.1mV　5mm=0.5mV

電位は、通常1mV=10mmで記録されるので、1mm=0.1mV、5mmが0.5mVに相当する

1mm=0.04秒
5mm=0.2秒

記録紙の送られる速度が1秒間に25mmなので、1mm=0.04秒となる。したがって、5mmが0.2秒、10mmが0.4秒になる

心拍数の考え方

心電図のR波が記録用紙のマス目の太い線に重なって記録されている波形に注目します。そこから次のR波が現れるまでに太めのマス目が何本あるかを数えます。

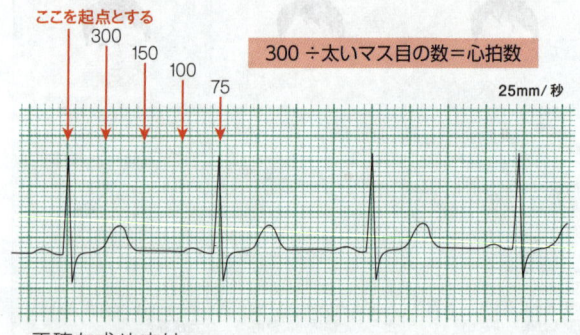

ここを起点とする
300　150　100　75

300÷太いマス目の数＝心拍数

25mm/秒

正確な求め方は
1500÷実測のR-R間隔＝心拍数

心電図

5 不整脈判別フローチャート

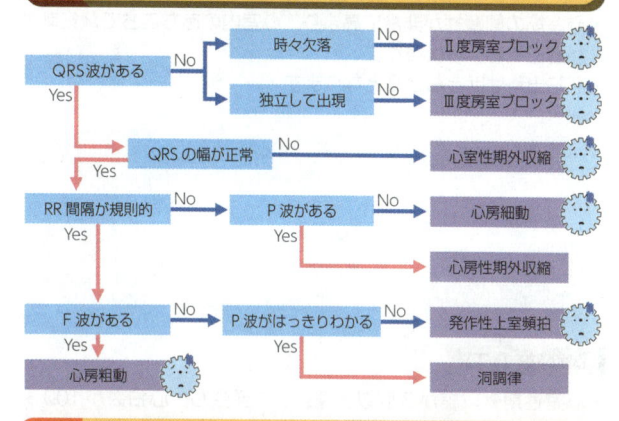

```
QRS波がある ──No──┬─→ 時々欠落 ──No──→ Ⅱ度房室ブロック
  │Yes          └─→ 独立して出現 ──→ Ⅲ度房室ブロック
  ↓
QRSの幅が正常 ──No──→ 心室性期外収縮
  │Yes
  ↓
RR間隔が規則的 ──No──→ P波がある ──No──→ 心房細動
  │Yes                 │Yes
  ↓                    └─→ 心房性期外収縮
F波がある ──No──→ P波がはっきりわかる ──No──→ 発作性上室頻拍
  │Yes              │Yes
  ↓                 └─→ 洞調律
心房粗動
```

6 離床のリスクから見た不整脈の分類

すぐに救命措置が必要なもの	詳細
・心室細動（Vf）	P078
・心室頻拍（VT）	P078
・Ⅲ度房室ブロック	P083
離床を見合わせるべきもの	
・新たに出現した心房細動（Af）	P081
・心室性期外収縮（PVC）3連発以上 ・Ron T　　　　　　　　　　Lown分類 　　　　　　　　　　　　　　4b以上を意味する	P080
・上室性発作性頻拍（PSVT）	P079
・心房細動（Af）を伴うＷＰＷ症候群	P087
・モービッツⅡ型房室ブロック	P084
注意深く離床を進めるもの	
・心室性期外収縮（PVC）2連発以下	P080
・心房細動（Af）を伴わないＷＰＷ症候群	P087
・Ⅰ度房室ブロック	P086
・ウェンケバッハ型房室ブロック	P085
・以前より認める心房細動（Af）	P081

検査・周辺機器

心電図　077

心室細動（Vf）

- 心室筋の興奮性が非常に高まり，心室内のあちこちで電気刺激が起こっている状態です．
- 心拍出量はほとんど0となります．

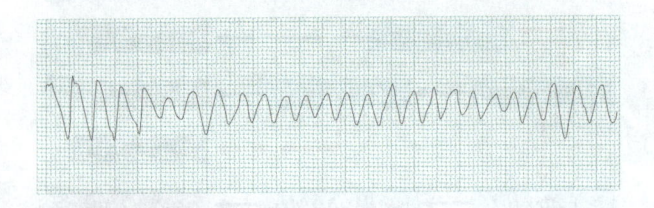

心室頻拍（VT）

- 心室性期外収縮が3回以上連続して発生し，心拍数が100～250回/分となるものを指します．
- 血行動態の悪化をきたしやすく，Vfへ移行する危険性もあります．

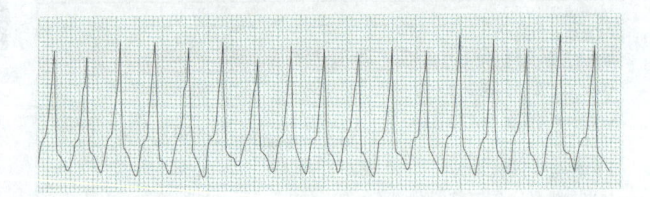

発作性上室性頻拍（PSVT）

- 突然頻拍を呈する不整脈で，原因の大部分はリエントリー（正常な伝導路以外の伝導路によって刺激がぐるぐる回ること）によるものです．

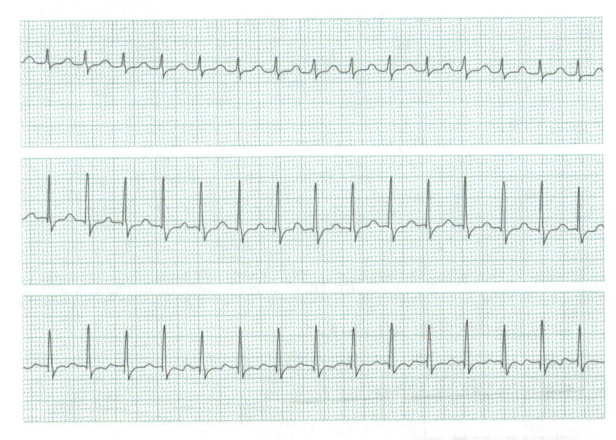

心拍数 167 回 / 分の PSVT，逆行性の P 波は QRS 波に重なり認められない．

解析のポイント
□ 突然，頻拍になったか？（140～240 回 / 分） □ QRS 幅は正常か？ □ RR 間隔は正常か？

離床時の留意点

- 離床をすぐに中止し，おさまらなければ迷走神経刺激法，薬物療法を試みます．

心室性期外収縮

- 心室から発生する異所性興奮による不整脈のひとつです．

PVC の波形

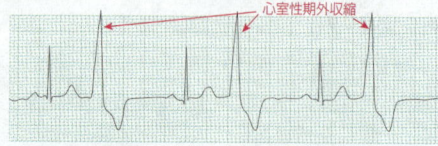

R on T の波形

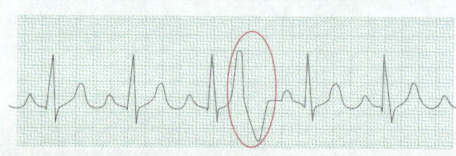

解析のポイント
□ RR 間隔が突然短縮しているか？
□ 短縮した心拍は QRS 波が幅広く変形しているか？
□ 短縮した心拍は P 波がないか？

離床時の留意点

- 回数，頻度等により重症度が分類されます．
- 基本的には Lown 分類 4b 以上で離床は見合わせます．
- 4b 以内でも血圧が不安定な症例では，医師に確認しましょう．

Lown の分類

grade	特徴
0	期外収縮なし
1	散発性（30/ 時間 未満）
2	多発性（30/ 時間 以上）
3	多形成（多源性）
4a	2 連発
4b	3 連発以上
5	R on T

上室性期外収縮(PAC)

- 洞結節以外の心房,房室結節,His束などの異所性興奮により起こる不整脈です.

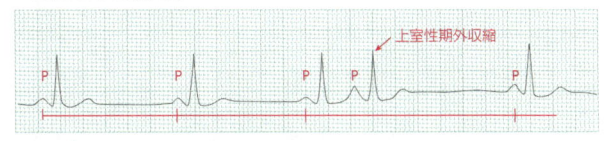

解析のポイント
□ RR間隔が突然短縮(早期収縮)
□ 短縮した心拍のQRS波の形は,ほぼ洞収縮と同じ

心房細動(Af)

- 心房の興奮が一定の秩序を失った状態です.
- 突発性のもの(数秒~数日間持続)では,動悸などの自覚症状が強く出現します.

Afの波形

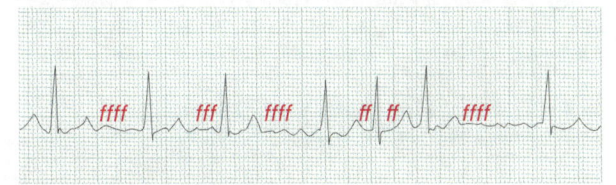

解析のポイント
□ P波は欠如しているか?
□ 基線に動揺するf波(400~700/分)がみられるか?
□ RR間隔は不規則か?

心房粗動 (AF)

- P波が欠如し，基線は規則的な鋸歯状の粗動波（F波）を示す不整脈です．

AFの波形

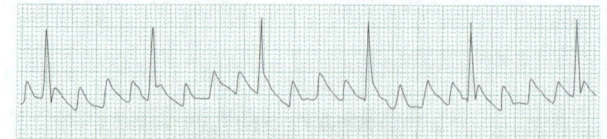

解析のポイント

□ P波が消失し，鋸歯状の粗動波（F波）があるか？
□ RR間隔は均等であるか？

離床時の留意点

PAC
・単独では離床の中止原因にはなりませんが，一旦，心房細動から洞調律へ戻っていても，PACが散発している症例では再度，心房細動へ移行しやすいため，注意が必要です．

Af
・術後等で新たに発生した心房細動は離床を一度見合わせます．
・抗不整脈薬投与後に洞調律の確認ができ次第，離床を実施します．

AF
・血行動態が安定している場合は離床を制限する必要はありません．
・1:1房室伝導の場合は，著しい頻脈のため，離床は一時見合わせます．

Ⅲ度房室ブロック（完全房室ブロック）

- 房室伝導は完全に断たれ，心拍は房室接合部や心室からの補充調律により保たれています．（房室解離）
- 心拍が極端に低下した場合は Adams-Stokes 発作をきたすことがあります．

完全房室ブロックの波形

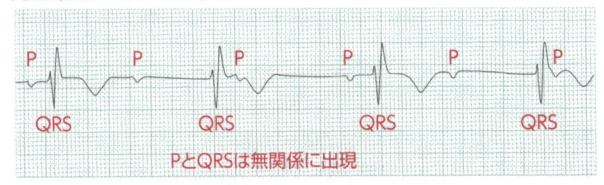

PとQRSは無関係に出現

P波は毎分約60回の頻度で出現しているのに対し，QRS波は毎分約39回の遅いレートで出現している．両者はまったく無関係に出現しており，完全房室解離の状態にある．

解析のポイント

- □ P波と QRS 波が，それぞれ無関係に出現しているか？
- □ P-P 間隔，R-R 間隔はそれぞれ一定か？

離床時の留意点

- ペースメーカーの適応であり，離床は一時見合わせます．
- 急性心筋梗塞を伴って出現したものは致命的な不整脈へ移行しやすいため，体外式ペースメーカーの早期装着を検討します．

Ⅱ度房室ブロック（モービッツⅡ型）

- 心房から心室間の伝導障害により，突然 QRS 波が欠落する不整脈です．

Mobitz Ⅱ型の波形

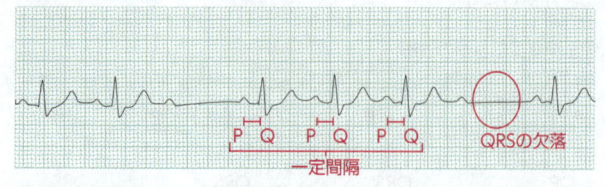

図の左より1拍目2拍目は PQ 間隔 0.20 秒と一定で1対1の房室伝導を示しているが，3つ目の P 波は突然ブロックされ，QRS 波が見られない．続いて4つ目から6つ目の P 波は再び PQ 間隔 0.20 秒で心室に伝導し，その後再び突然房室伝導途絶をきたしている．

解析のポイント
☐ PQ 間隔が一定のまま，突然 QRS 波が欠落しているか？ ☐ P 波の間隔は一定か？ ☐ QRS 波が欠落した部分の RR 間隔は，欠落していない部分の2倍あるか？

離床時の留意点

- ペースメーカーの適応であり，離床は一時見合わせます．

084　　心電図

II度房室ブロック（ウェンケバッハ型）

- 心房から心室間の伝導障害により，次第にPQ間隔が延長した後，QRS波の欠落を認める不整脈です．

Wenckebach型の波形

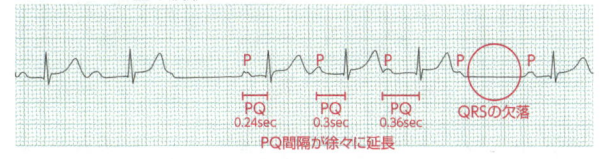

PQ 0.24sec / PQ 0.3sec / PQ 0.36sec / QRSの欠落
PQ間隔が徐々に延長

解析のポイント

☐ PQ間隔が徐々に延長した末，QRS波が脱落しているか？
☐ 脱落後のPQ間隔は正常に戻っているか？

離床時の留意点

- 単独では離床を制限するものではありませんが，急性心筋梗塞に伴って出現した場合は，より重症なブロックへ移行する危険があるため，注意が必要です．

> 延びて，延びて，ストーンと落ちるだね！

Ⅰ度房室ブロック

Ⅰ度房室ブロックの波形

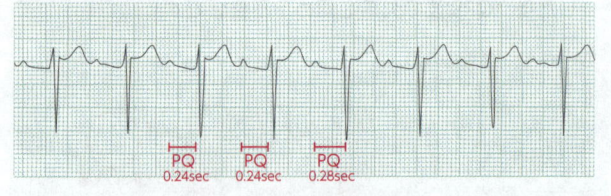

PQ 0.24sec　PQ 0.24sec　PQ 0.28sec

心拍数 90 回 / 分，房室伝導は 1 対 1 であるが，PQ 間隔は 0.28 秒と延長を示しており，Ⅰ度房室ブロックである．

解析のポイント

- □ P 波と QRS 波との間に 1 対 1 の関係が保たれているか？
- □ PQ 間隔の延長がみられるか？（0.21 秒以上）

離床時の留意点

- ・単独では離床の中止原因にはなりませんが，Ⅱ度房室ブロックへの移行や，薬剤の影響に注意する必要があります．
- ・房室結節の伝導を抑制する薬（ワソラン® ジゴシン®など）やβ遮断薬を服用している症例で見られることがあります．

早期興奮症候群（WPW 症候群，LGL 症候群）

- 本来の伝導路以外に副伝導路が存在し，正常の伝導路よりもはやく心室の一部が興奮した場合に発生する不整脈です．
- WPW 症候群とＬＧＬ症候群に分類されます．

WPW 症候群

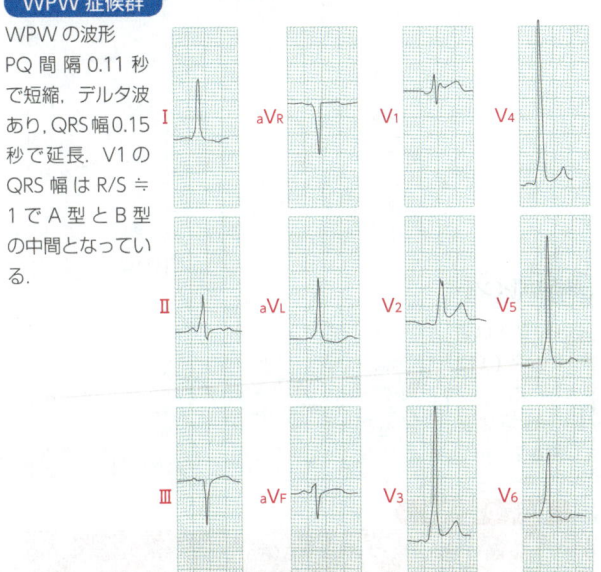

WPW の波形 PQ 間隔 0.11 秒で短縮，デルタ波あり，QRS 幅 0.15 秒で延長．V1 の QRS 幅は R/S ≒ 1 でＡ型とＢ型の中間となっている．

解析のポイント
□ PQ 間隔は短縮しているか？（0.12 秒以内）
□ デルタ波は出現しているか？
□ 幅広い QRS 波を認めるか？

LGL 症候群

LGL の波形
PQ 間隔は 0.11 秒と著明な短縮を示す.

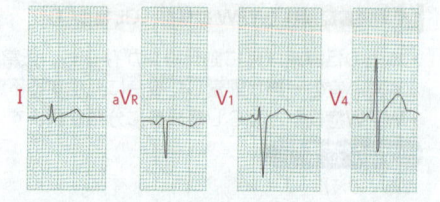

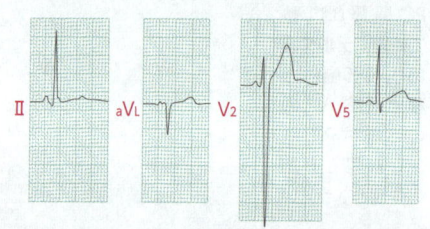

解析のポイント

- □ PQ 間隔は短いか？（0.12秒以内）
- □ QRS 幅は正常か？

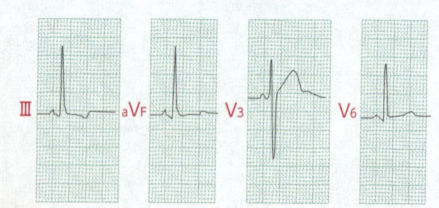

離床時の 留意点

- 頻拍発作に移行する可能性（WPWでは40-80%, LGLでは20%）を考慮して，モニター監視下に離床を進めます．
- 心房細動へ移行した場合は，心室細動へと発展する危険があるため，救急措置を必要とします．

●早期興奮症候群の鑑別ポイント

	デルタ波	PQ 間隔	QRS 幅	副伝導路
WPW	あり	短い	広い	ケント束
LGL	なし	短い	正常	ジェイムス束

心電図

ブルガダ症候群

- 突然に心室細動（Vf）へ移行する可能性がある危険な不整脈で，coved 型と Saddle Back 型に分類されます．

a:coved型　　**b:saddle-back型**

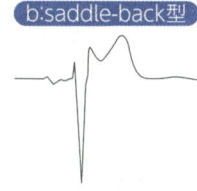

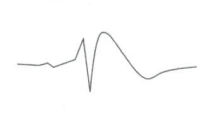

Brugade 型心電図の ST 上昇
a：ドーム状で上向きに凸，陰性 T 波に移行する，心室細動の発作直前・直後に多い
b：馬鞍状，陽性 T 波に移行，慢性期に多い

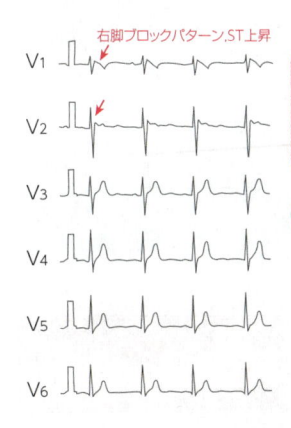

V1　右脚ブロックパターン，ST上昇
V2
V3
V4
V5
V6

解析のポイント！
- □右脚ブロックはあるか？
- □右側胸部誘導（V1～V3）で著しい ST 上昇はあるか？
- □QT 間隔は正常か？

離床時の留意点
・「今までに失神発作等を起こしたことがあるか」によって，経過観察か，ICD の植え込みの必要があるかが判断されます．治療方針が決定するまで離床は見合わせます．

検査・周辺機器

心電図

QT 延長症候群

- QT 間隔が生理的な変動を超えて延長した状態で，失神発作を起こすこともあります．

QT 延長の波形

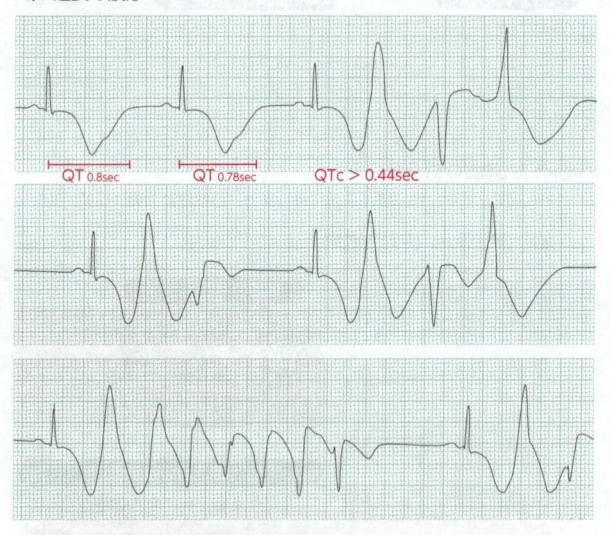

QT 0.8sec　　QT 0.78sec　　QTc > 0.44sec

解析のポイント！

☐ QT 時間が延長しているか？（QTc >0.44 秒）
☐ T 波が幅広く，U 波との融合がみられるか？
☐ 多形性心室頻拍（トルサードポアンツ）の既往はないか？

離床時の留意点

- 突然死の原因ともなるので離床は見合わせます．
- 原因を除去することで出現を防止し離床が可能となります．

V-4 | 離床に必要な検査・周辺機器のチェックポイント
ホルター心電図

1 ホルター解析用紙の見方

① 1日のトータル回数
② 最低値,平均値,最高値の確認
③ 上室性,心室性不整脈の出現回数
④ 特徴的不整脈(心房細動,心房粗動)の出現率(%)
⑤ RR間隔の延長
⑥ ST変化

General	
90625	QRS complexes ①
0	Paced beats(<1%)
3414	Ventricular beats(4%)
66	Supraventricular beats(<1%)
0	BB beats(<1%)
0	Junctional beats(<1%)
0	Aberrant beats(<1%)
0	%of total time in AF/AFL ④
0	%of total time classified as noise

Heart Rates	
50	Minimum at03:42:29 09-May ②
63	Average
119	Maximum at13:38:32 08-May
32	Beats in tachycardia(>100bpm),1%< total
32590	Beats in bradycardia(<60bpm),36%< total
1.48	Seconds Max R-R at10:04:47 09-May ⑤

Ventriculars(V,F,E,I) ③	
3388	Isolated
13	Couplets
0	Bigeminal cycles
0	Runs totaling 0beats

Supraventriculars ③	
49	Isolated
3	Couplets
0	Bigeminal cycles
3	Runs totaling 11beats
4	Beats longest run 149bpm13:38:32 08-May
4	Beats fastest run 149bpm13:38:32 08-May

ST Channel 1 ⑥	ST Channel 2	ST Channel 3
0.4mm at06:47:45 09-May	3.4mm at19:17:30 08-May	… mm at …
-2.8mm at13:21:45 08-May	1mm at01:52:45 09-May	… mm at …

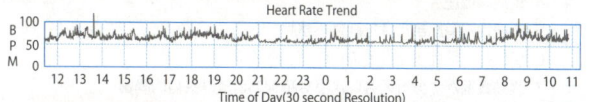

Heart Rate Trend
BPM 0-100
12 13 14 15 16 17 18 19 20 21 22 23 0 1 2 3 4 5 6 7 8 9 10 11
Time of Day(30 second Resolution)

ここがポイント!

最高・最低値が,どのようなときに出現しているか確認し,そのときの心愁訴の有無を把握しておきましょう.
薬剤服用時刻と心電図上の変化を確認します.

V-5 離床に必要な検査・周辺機器のチェックポイント
運動負荷試験

1 運動負荷試験の目的

- 心臓リハビリを実施するうえでの運動処方の決定
- 日常生活の安全な活動レベルの把握
- 運動耐容能の評価
- 心臓リハビリの効果判定

2 運動負荷試験の禁忌

絶対禁忌	1. 2日以内の急性心筋梗塞 2. 内科治療により安定していない不安定狭心症 3. 自覚症状または血行動態異常の原因となるコントロール不良の不整脈 4. 症候性の高度大動脈弁狭窄症 5. コントロール不良の症候性心不全 6. 急性の肺塞栓または肺梗塞 7. 急性の心筋炎または心膜炎 8. 急性大動脈解離
相対禁忌	1. 左主幹部の狭窄 2. 中等度の狭窄症弁膜症 3. 電解質異常 4. 重症高血圧＊ 5. 頻脈性不整脈または徐脈性不整脈 6. 肥大型心筋症またはその他の流出路狭窄 7. 運動負荷が十分行えないような精神的または身体的障害 8. 高度房室ブロック

＊：原則として収縮期血圧＞200mmHg，または拡張期血圧＞110mmHg，あるいはその両方とすることが推奨されている

循環器病の診断と治療に関するガイドライン合同研究班：心血管疾患におけるリハビリテーションに関するガイドライン：P22，2007．より引用

3 負荷試験の中止基準

疾患によって出現する症状はさまざまですが，起こり得るリスクを予測することで，ある程度は早急な対応ができます．

1. 症状	狭心痛，呼吸困難，失神，めまい，ふらつき，下肢疼痛（跛行）
2. 兆候	チアノーゼ，顔面蒼白，冷汗，運動失調，異常な心悸亢進
3. 血圧	収縮期血圧の上昇不良ないし進行性低下，異常な血圧上昇（225mmHg 以上）
4. 心電図	明らかな虚血性 ST-T 変化（以下の表），調律異常（著明な頻脈ないし徐脈，心室性頻拍，頻発する不整脈，心房細動，RonT，心室期外収縮など），Ⅱ～Ⅲ度の房室ブロック

循環器病の診断と治療に関するガイドライン合同研究班：心血管疾患におけるリハビリテーションに関するガイドライン：P22, 2007. より引用

● 明らかな虚血性 ST－T 変化

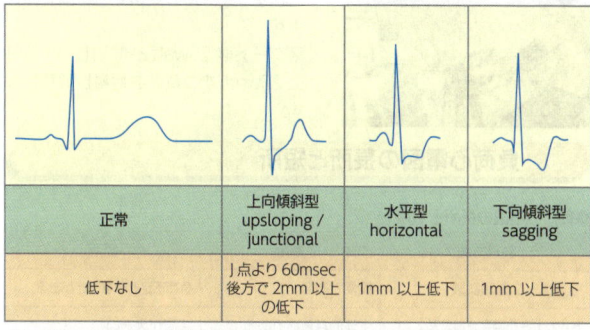

正常	上向傾斜型 upsloping / junctional	水平型 horizontal	下向傾斜型 sagging
低下なし	J点より 60msec 後方で 2mm 以上の低下	1mm 以上低下	1mm 以上低下

村山正博：運動心電図（判定基準）．運動心臓病学－運動試験の理論と実際（外畑 巌，村山正博）．医学書院，P123-127, 1989. より引用改変

運動負荷試験

4 負荷心電図の方法

■ Master法

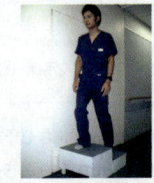

- 決められた凸型の2段階段を，年齢，性別，体重に応じて設定された速度で昇降します．
- 時間は，ハーフ（45秒），シングル（1分30秒），ダブル（3分），トリプル（4分30秒）の4種類あります．

■ トレッドミル歩行

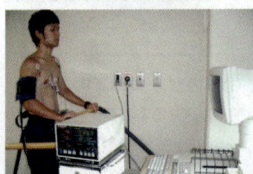

- 胸部に電極，腕に血圧計をセットし，ベルトコンベア上を歩行，走行します．
- 速度や傾斜を変更することで，負荷量の調整を行います．
- 負荷設定には，さまざまなプロトコールがあります．

■ 自転車エルゴメータ

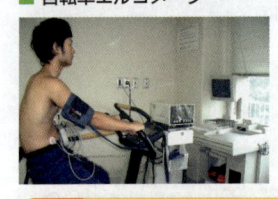

- 胸部に電極，腕に血圧計をセットし，自転車サイクルの要領でペダルをこぎます．
- スタートは25watt〜開始し，3分毎に25wattずつ負荷を増量し調整します．

5 負荷心電図の長所と短所

●負荷心電図の長所と短所

負荷方法	長所	短所
マスター2階段試験	簡便である	負荷不足となることがある
トレッドミル運動負荷試験	生理的な負荷である	装置が大きい
サイクルエルゴメータ負荷試験	腰部への負担が少ない	下肢筋肉の疲労が大きい

6 マスター負荷試験の判定基準

シングル編

① ST 0.5mm以上の低下
② 上向きT波の等電位化または逆転（第Ⅲ誘導のみの変化を除く）
③ 平坦または陰性T波の陽性化（第Ⅲ誘導を除く）
④ 期外収縮またはかなり著明な不整脈，QRS幅の増加
　心室内伝導障害ないし脚ブロック，深いQ波，PQ延長

ダブル編

① STのI型低下 0.5mm以上
② STのJ型低下でQX／QT ≧ 50%，QT ratio ≧ 1.08
③ ST低下の型に関係なく 2mm以上のST低下
④ ST上昇・一過性のQ波出現，一過性左脚ブロック
　U波逆転・重症不整脈 *
⑤ T波逆転
　少なくとも 1.5mm以上の陽性T波が同じ 1.5mm以上の陰性T波になるか，陰性T波が
　少なくとも 1.5mm以上の陽性T波になるとき

＊一過性の心室頻拍，完全および不完全房室ブロック，上室性頻拍，心房細動，多源性または 3～4個の連発性心室性期外収縮

トレッドミル，エルゴメータ負荷試験の判定基準

① 1mm以上の水平型または下降型のST低下の出現
② ST接合部（J点）より 0.08秒後（2mm）のST部分が基線より 1.5mm以上低下している上向型のST低下の出現
③ 安静時すでにST低下のみられたもので，さらに 1mm以上の水平型，または下降型ST低下の増加，または上向型のST低下ではさらに 1.5mm以上低下したもの
④ 重症不整脈の出現（マスター2段階試験の基準に準ずる）
⑤ 狭心症発作の出現

判定不可：目標心拍数に達する前に，下肢の疲労，心電図変化を伴わない，何らかの症状などにより，負荷が中断されたとき

奈良勲監，奈須田 鎮雄 ほか：PT マニュアル循環器疾患の理学療法. 第2版. 医歯薬出版，P132-133，1997. より作表

7 心肺運動負荷試験（CPX）

● CPX の目的

目的	関連項目
運動処方作成	嫌気性代謝閾値 虚血閾値 不整脈閾値
運動耐容能評価	心不全重症度
心機能精査	拡張機能障害 僧帽弁逆流憎悪 負荷による二次孔・卵円孔開放
息切れ精査	換気モード（TV/RR スロープ） 呼吸予備能 V_E/V_{CO_2}

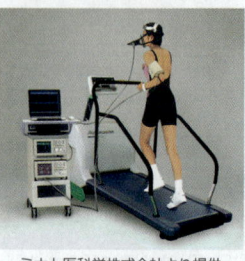

ミナト医科学株式会社より提供

利点
- 正確な運動処方
- 運動療法中の危険性の把握
- 運動に対する不安感の払拭

注意点
- 運動形態により嫌気性代謝閾値（anaerobic threshold:AT）は異なるため，測定結果の解釈に注意が必要です．
- 心拍が一定ではない心房細動，β遮断剤を内服している場合は，的確な処方が難しいことがあります．

● CPX から得られる指標と意義について

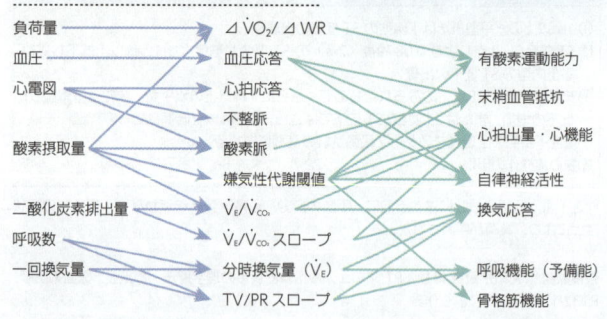

測定項目	指標	意義
負荷量	$\Delta \dot{V}O_2 / \Delta WR$	有酸素運動能力
血圧	血圧応答	末梢血管抵抗
心電図	心拍応答	心拍出量・心機能
	不整脈	自律神経活性
酸素摂取量	酸素脈	換気応答
	嫌気性代謝閾値	呼吸機能（予備能）
二酸化炭素排出量	$\dot{V}_E/\dot{V}_{CO_2}$	骨格筋機能
呼吸数	$\dot{V}_E/\dot{V}_{CO_2}$ スロープ	
一回換気量	分時換気量（$\dot{V}_E$）	
	TV/PR スロープ	

安達 仁・伊東 春樹 監：心臓リハビリテーション 現場で役立つ Tips. 中山書店，P145-147，2008．より引用

V-6 | 離床に必要な検査・周辺機器のチェックポイント
スワンガンツカテーテル

1 SGカテーテル挿入中に見られる圧波形と正常圧

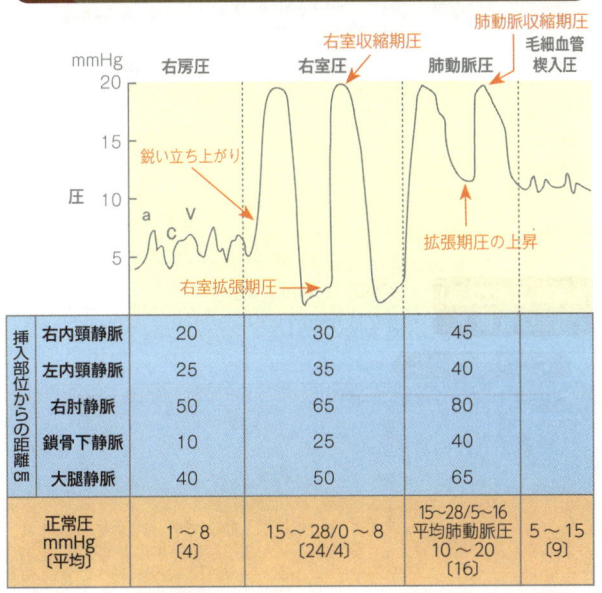

グラフ注釈:
- 右房圧: a, c, v 波
- 鋭い立ち上がり
- 右室収縮期圧
- 右室拡張期圧
- 肺動脈収縮期圧
- 拡張期圧の上昇
- 毛細血管楔入圧

挿入部位からの距離 cm		右房圧	右室圧	肺動脈圧	
	右内頸静脈	20	30	45	
	左内頸静脈	25	35	40	
	右肘静脈	50	65	80	
	鎖骨下静脈	10	25	40	
	大腿静脈	40	50	65	
正常圧 mmHg 〔平均〕		1〜8 〔4〕	15〜28/0〜8 〔24/4〕	15〜28/5〜16 平均肺動脈圧 10〜20 〔16〕	5〜15 〔9〕

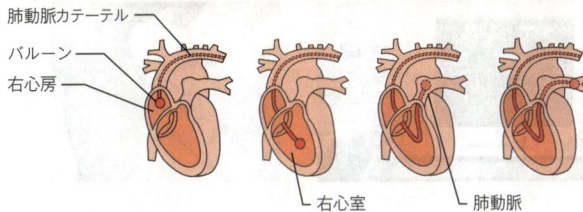

肺動脈カテーテル
バルーン
右心房
右心室
肺動脈

2 スワンガンツカテーテルから得られる正常値

項目	基準値	備考
右房圧 (RAP)	5～10mmHg	右室の前負荷の指標
肺動脈圧 (PAP)	15～25／3～12 平均圧 8～15mmHg	右室の後負荷の指標
肺動脈楔入圧 (PCWP)	6～12mmHg	左室の前負荷の指標
心拍出量 (CO)	5～8L/分	心係数とは心拍出量を体表面積で割った値
心係数 (CI)	2.5～4.2 L/min/m^2	
混合静脈血酸素飽和度 (SvO$_2$)	60～80%	体の酸素需要供給バランスを示す

臨床家がこれは大変！と思う目安値
- PCWP 18mmHg 以上
- CI 2.2L/min/m^2 以下

ここがポイント!

Subset Ⅰ：安定しているので，積極的に離床を進めます．
Subset Ⅱ：利尿剤や血管拡張薬を使用しているため，血圧低下には注意します．
Subset Ⅲ：心機能が低下しているため，強心薬や一時的ペースメーカーなどの確認後，徐々に離床を進めます．
Subset Ⅳ：心臓・肺ともに弱っている時期です．慎重な離床が望まれます．

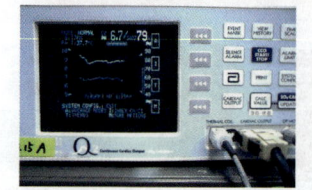

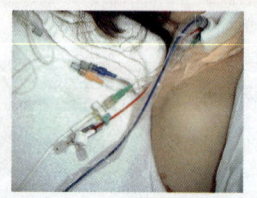

オプティ Q® サーモダイリューションカテーテル　CCO/SVO2：Hospira, Inc.

V-7 離床に必要な検査・周辺機器のチェックポイント
中心静脈圧（CVP）

●カテーテルの挿入位置

- 前斜角筋
- 内頸静脈
- 鎖骨下動脈
- 総頸動脈
- 鎖骨下静脈
- 第1肋骨

●正しい先端の位置

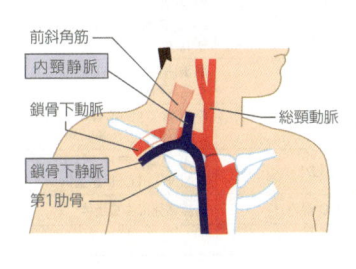

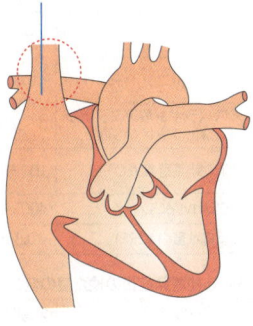

正常値
・5〜10mmHg

ひとくちメモ
CVP測定値における cmH_2O と mmHg の違い
1mmHg=1.359cmH_2O → 10mmHg=13.59cmH_2O

ここがポイント！
ＣＶＰの値が低い場合，脱水状態にないかアセスメントし，起立性低血圧に十分注意します．
内頸静脈へ挿入された場合，体位変換によるカテーテルの屈曲に注意します．
鎖骨下静脈へ挿入された場合，挿入側上肢の外転運動によるカテーテルの動揺に注意します．

関連事項 ポケットマニュアルシリーズ 呼吸ケアと早期離床
ドレーン・点滴 ⇨ P069

V-8 離床に必要な検査・周辺機器のチェックポイント
血液データ

検査項目	基準値	備考
クレアチニンキナーゼ (CK)	男性 62〜287 U/L 女性 45〜163 U/L	男性の方が筋肉量が多いため値が高い
CK-MB	7.9〜17.3 U/L	CKの心筋特異性アイソザイム
心筋トロポニン T(TN-T)	<0.01ng/mL	筋蛋白質の1つで心筋に多く含まれる
アスパラギン酸アミノトランスフェラーゼ (AST)	0〜40 U/L	肝障害では AST/ALT 比は2以下のことが多い
乳酸脱水素酵素 (LDH)	100〜225 U/L	AMIの場合アイソザイムでは LDH_1、LDH_2 が上昇
白血球 (WBC)	400〜9000 個/μL	組織壊死により上昇
C反応性蛋白 (CRP)	<0.3 mg/dL	

●心筋梗塞発症後の検査値の変化

検査項目	上昇時間	最高値時間	正常化
WBC	2〜3時間	2日	6〜8日
CK	3〜6時間	12〜36時間	3〜4日
CK-MB	発症後	CKより早期	CKよりやや早期
AST	6〜12時間	24〜48時間	3〜7日
LDH	12〜24時間	2〜4日	8〜14日
トロポニン-T	3〜4時間	3〜7日	1〜3週間
CRP	1〜2日		21日

臨床家がこれは大変！と思う目安値
- CK-MB 23U/L 以上
- 心筋トロポニン T 0.25ng/mL 以上

関連事項 ポケットケアマニュアルシリーズ 呼吸ケアと早期離床
詳しい血液データ ⇒ P034〜P041

ここがポイント！
各酵素がいつ最高値なのかを把握し、ピークアウト（最高値から減少）したことを確認してから離床を考慮します．

V-9 離床に必要な検査・周辺機器のチェックポイント
胸部レントゲン

心臓の全体像をとらえる **正面像**

心陰影の弓と心胸郭比（CTR）

右第1弓
- 上大静脈により形成されるが、すぐ内側を上行大動脈が走行しており、動脈硬化や高血圧患者で右方への突出を認める

気管分岐角（カリーナ角）
- 通常75度以下であるが、左房の拡大により左主気管支が上昇するとこの角は増大する

右第2弓
- 右房拡大で突出する。
- 右室拡大でも右房を右方へ偏位させ、突出する
- 左房拡大の著名な僧帽弁疾患などでは、右房の内側に左房辺縁が観察され二重に見える これをdouble shadowという

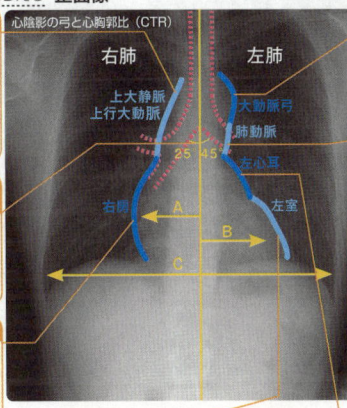

左第4弓
- 心尖は、大動脈弁狭窄症（AS）や肥大型心筋症（HCM）による左室肥大では挙上し、大動脈弁閉鎖不全症（AR）、心室瘤では左下方へ偏位する
- 僧帽弁閉鎖不全症（MR）では著明な左室拡大により球状を呈する
- 右室拡大では左室が後上方に挙上され突出する

左第1弓
- 大動脈弓は高齢者、動脈硬化、高血圧で拡大する

左第2弓
- 左→右シャント（心房中隔欠損症[ASD]、心室中隔欠損症[VSD]など）や貧血による血流増加、肺動脈弁狭窄や肺高血圧で拡大する
- 完全大血管転位症（TGA）[Ⅲ型]、フォロー四徴症（TOF）などの肺血流量が低下する先天性心疾患では平坦化、もしくは消失する

左第3弓
- 左房拡大で膨隆するが、通常はほとんど弓としては認めない

心胸郭比（CTR） A＋B／C ≦ 0.5
A：右側の最大水平幅　B：左側の最大水平幅　C：胸郭最大内径
＊成人では50％以下，小児では55％以下が正常値

医療情報科学研究所編：病気がみえる vol.2 循環器 第2版，メディックメディア，P39，2008．より引用

ここがポイント！

CTRが大きいからといって、離床の妨げになるわけではありません。ただし、CTRが経時的に拡大しているときは心不全を疑い、積極的な離床は控えます。CTRは一つの結果であり、原因ではありません。CTR拡大をきたしている原因は何なのかをしっかりアセスメントしましょう。

1 肺水腫

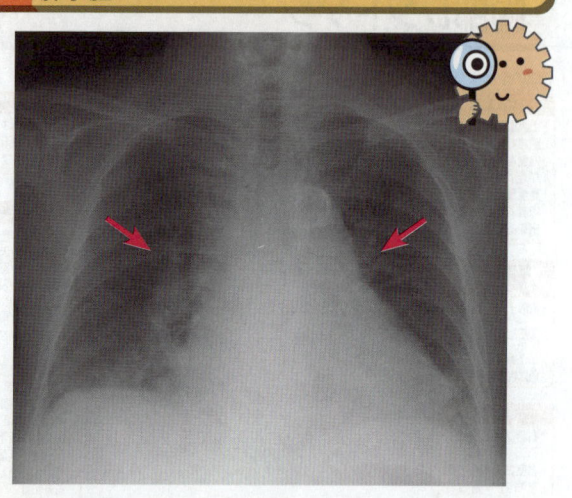

Check Point
1) 両肺門部を中心とした透過性低下があるか？
2) 肺静脈陰影が上肺野にも見えるか？

その時離床は

1) 心不全の急性増悪時には離床は控え，いつでも離床が再開できるよう注意深く観察しましょう．
2) 重症呼吸不全の状態であるため，P/F 比 200 以下の状態では体位変換を慎重に行う必要があります．

関連事項
ポケットマニュアルシリーズ
呼吸ケアと早期離床　無気肺⇒ P045，肺炎⇒ P047，気胸⇒ P049

2 胸水

肺野が下方に
凸の形を示し
ている

肋骨横隔膜角の
鈍化を認める

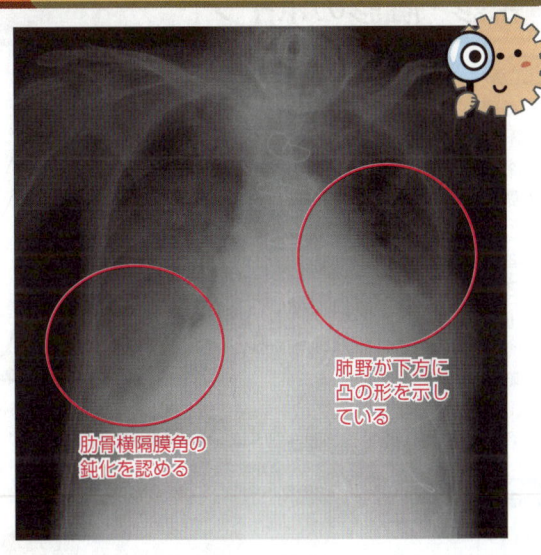

検査・周辺機器

Check Point
1) 肋骨横隔膜角が鈍化しているか？
2) 肺底部が挙上していないか？
3) 横隔膜辺縁が消失し下方に凸が見えないか？

その時離床は

胸水穿刺後は端座位保持や陽圧換気等を行い，肺の拡張を促しつつ，離床を進めます．

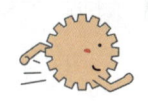

胸部レントゲン

VI-1 循環のフィジカルアセスメント
視診・触診のポイント

視診

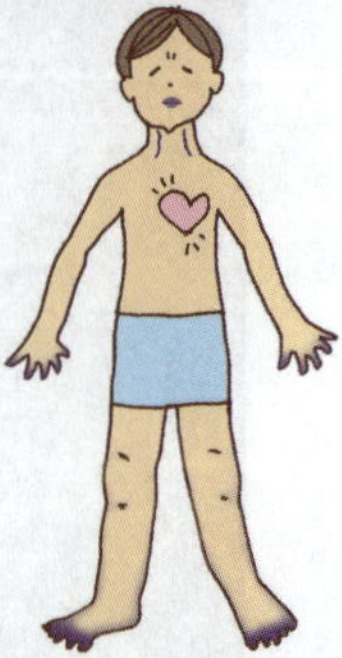

1. 顔面
 ①表情
 ②口唇・顔面のチアノーゼの有無

2. 頸部
 ①呼吸状態(努力性呼吸・起座呼吸)の確認
 ②頸静脈怒張の有無

3. 四肢
 ①浮腫(脛骨下1/3前面・足背)の有無
 ②四肢末梢部のチアノーゼの有無

4. 胸部
 ①心尖拍動の有無
 ②手術後の場合は創部の観察

関連事項 ポケットマニュアルシリーズ 呼吸ケアと早期離床

胸部の触診とポイント ⇒ P021

触診

1. 熱の有無
 感染症や低体温を考慮

2. 浮腫の確認

3. 動脈の触診
 □ 触知の有無
 □ 徐脈か頻脈か
 □ 整か不整か
 □ 左右差の有無

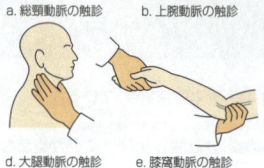

a. 総頸動脈の触診
b. 上腕動脈の触診
c. 尺骨動脈の触診
d. 大腿動脈の触診
e. 膝窩動脈の触診
f. 前脛骨動脈の触診
g. 後脛骨動脈の触診
h. 足背動脈の触診

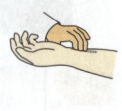

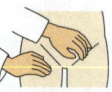

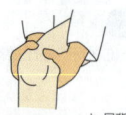

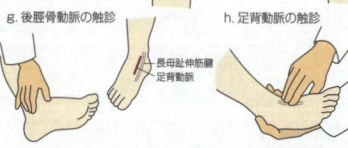

長母趾伸筋腱
足背動脈

1 脈拍:観察のポイント

チェックポイント

①脈拍数
- ☐ 頻脈(発作性上室頻拍・心房細動等)
- ☐ 徐脈(洞機能不全・完全房室ブロック等)

②脈拍リズム
- ☐ 不整(呼吸性不整脈・心室性期外収縮・心房細動)

③脈拍の大きさ
- ☐ 大脈(大動脈弁閉鎖不全症・発熱・血圧上昇・動脈硬化症等)
- ☐ 小脈(大動脈弁狭窄症・低血圧等)
- ☐ 交互脈(陳旧性心筋梗塞・拡張型心筋症・急性心筋症等)

④脈拍の立ち上がりの遅速
- ☐ 遅脈(大動脈弁狭窄症等)
- ☐ 速脈(大動脈弁閉鎖不全症・発熱・血圧上昇等)

⑤血管壁の性状
- ☐ 緊張(収縮期血圧)
- ☐ 弾力性(動脈硬化)

⑥左右差
- ☐ 動脈塞栓症
- ☐ 血栓症
- ☐ 動脈解離

⑦上下肢差
- ☐ 大動脈狭窄

2 触診によるフォレスター分類

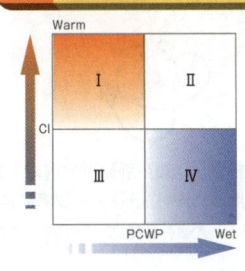

- ☐ サブセットⅠ
  暖かく,乾燥している
- ☐ サブセットⅡ
  暖かく,湿っている
- ☐ サブセットⅢ
  冷たく,乾燥している
- ☐ サブセットⅣ
  冷たく,湿っている

Ⅵ-2 循環のフィジカルアセスメント
聴診のポイント

1 心音の特徴と聴診手順

- 心音には，Ⅰ音，Ⅱ音，Ⅲ音，Ⅳ音，心膜摩擦音，心膜ノック音などがあります．
- ここでは，基本となるⅠ音（S_1），Ⅱ音（S_2）を中心に紹介します．
- 基本的に心音は，どの部位でもⅠ音，Ⅱ音は聴診できます．

■ 心音
Ⅰ音：僧帽弁→三尖弁閉鎖に相当
Ⅱ音：大動脈→肺動脈閉鎖に相当
Ⅲ音，Ⅳ音：心室充満音

■ 音質
Ⅰ音：鈍く低調
Ⅱ音：やや高調

■ 領域
僧帽弁領域　　S1 > S2
三尖弁領域　　S1 > S2
エルブ領域　　S1 = S2
肺動脈弁領域　S1 < S2
大動脈弁領域　S1 < S2

■ 音の強さ
①心基部はⅡ音が強い
②心尖部はⅠ音が強い

■ 聴診の順序
心尖部にてⅠ音とⅡ音のタイミングを把握した後，肺動脈弁領域（第2肋間胸骨左縁）→大動脈弁領域（第2肋間胸骨右縁）→エルブ領域（第3肋間胸骨左縁）→三尖弁領域（胸骨下）へ約2cmずつ移動しながら行います．

聴診手順と呼吸音聴取部位 ⇒ P018

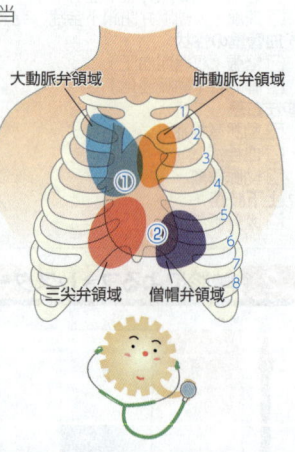

2 心音分類

異常心音の種類と原因

第Ⅰ音	亢進	僧帽弁狭窄，三尖弁狭窄，左·右短絡，甲状腺機能亢進症など
	減少	僧帽弁閉鎖不全，三尖弁閉鎖不全，心室収縮力の減弱など
第Ⅱ音	亢進	血圧上昇など
	減少	大動脈弁狭窄，肺動脈弁狭窄など
第Ⅲ音	亢進（心室性ギャロップ）	僧帽弁閉鎖不全，左·右短絡，三尖弁閉鎖不全，肺動脈弁閉鎖不全，心房中隔欠損，左心不全，甲状腺機能亢進症など
第Ⅳ音	聴取	高血圧，大動脈弁狭窄，左心不全など
心雑音	収縮期性雑音	僧帽弁閉鎖不全，三尖弁閉鎖不全，心室中隔欠損，大動脈弁狭窄，肺動脈弁狭窄，心房中隔欠損など
	拡張期性雑音	大動脈弁閉鎖不全，肺動脈弁閉鎖不全，僧帽弁狭窄など

心雑音について

- 狭窄がある血管の場合は，狭窄の前後に圧較差が生まれ，乱流を起こします．
- その乱流が，雑音の正体です．

心雑音の表現方法および Levine 分類について

- ある一定の方法で記載することで，変化点を経時的に比較することができます．
- ただし，聴診者によっては過小·過大評価となることがあるため，分類のみに頼らず，所見としての表現を工夫することが望まれます．

● Levine 分類

Ⅰ度	注意深く聴くことにより初めて聴取できる
Ⅱ度	弱い雑音であるが，容易に聴こえる
Ⅲ度	中等度の雑音
Ⅳ度	高度の雑音＊
Ⅴ度	著しく大きいが，聴診器を胸壁から離すと聴こえなくなる
Ⅵ度	聴診器を胸壁から離しても聴こえる

高度の雑音：スリル（振せん）を触れるものをⅣ度とするという考え方がある．

3 心臓の動きと心音のタイミング

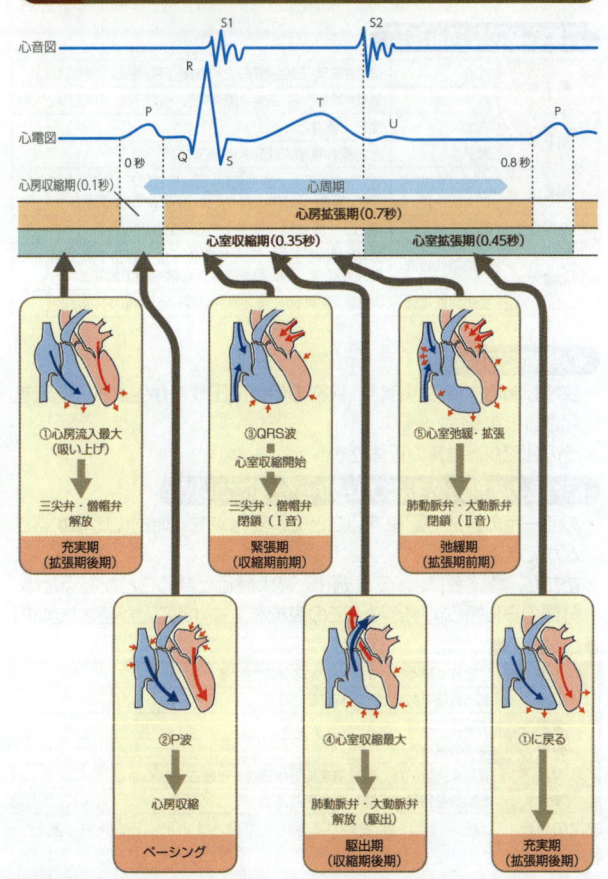

心音図 — S1, R / S2
心電図 — P, Q, S, T, U, P

0秒 ／ 0.8秒

心房収縮期(0.1秒)
心周期
心房拡張期(0.7秒)
心室収縮期(0.35秒) ／ 心室拡張期(0.45秒)

①心房流入最大（吸い上げ）
→ 三尖弁・僧帽弁解放
充実期（拡張期後期）

③QRS波
心室収縮開始
→ 三尖弁・僧帽弁閉鎖（Ⅰ音）
緊張期（収縮期前期）

⑤心室弛緩・拡張
→ 肺動脈弁・大動脈弁閉鎖（Ⅱ音）
弛緩期（拡張期前期）

②P波
→ 心房収縮
ペーシング

④心室収縮最大
→ 肺動脈弁・大動脈弁解放（駆出）
駆出期（収縮期後期）

①に戻る
充実期（拡張期後期）

藤崎郁：フィジカルアセスメント完全ガイド．学習研究社，P93，2001．より引用改変

Ⅵ-3 循環のフィジカルアセスメント
離床前後に気にすべき症候と病態

A：緊急対応が必要　B：状態を確認し対応　C：経過観察

	主な症状	原因となる関連疾患	緊急度
胸痛	突然の激痛（数時間持続）と自律神経症状を伴う	急性心筋梗塞	A
	前胸部の圧迫感・重圧感（数分ないし数十分で消失）	狭心症	B
	背部・腰部痛を伴う激痛（30分以上持続）	大動脈解離	A
	呼吸困難と血圧低下を伴う激痛（30分以上持続）	肺塞栓症	A
呼吸困難	息切れ，息苦しさ	急性心筋梗塞 急性心不全	A A
失神	一過性の意識障害	不整脈	A〜C
意識障害	意識レベルの低下 見当識障害	脳梗塞 低酸素血症	A B
めまい	動悸，失神を伴う場合がある	不整脈	A〜C
動悸	心拍が速い	発作性上室性頻拍 発作性心房細動 発作性心房粗動	A A A
	心拍が不規則になる	期外収縮	C
		房室ブロック	B〜C
	心拍に規則性がまったくない	心房粗動	A
	心拍が遅い	完全房室ブロック	A
浮腫	下肢の浮腫	心不全	A
	両眼瞼の浮腫が目立つ	腎不全	A〜C
ショック	血圧低下，意識障害，四肢冷感，頻脈，尿量低下	心筋梗塞 心室中隔穿孔 致死性不整脈 心タンポナーデ 解離性大動脈瘤 LOS	A A A A A A

VII-1 早期離床と心臓リハビリテーションの実際
良肢位保持

- 重篤な状態を脱し,離床を開始する際に,神経麻痺や不良肢位による関節・筋肉痛は離床を阻害する因子となります.

臥床時の不良肢位と注意点

☐ 末梢神経の圧迫はないか(尺骨神経,腓骨神経)
☐ 四肢は重なっていないか
☐ ベッド柵への接触はないか

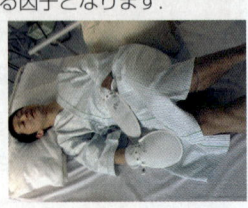

ここがポイント!

挿管・鎮静中の方でも,四肢の動きが頻繁なためこまめにチェックしましょう.腓骨神経麻痺を起こさないよう下肢の過度な外旋には注意しましょう.

Head up時の不良肢位と注意点

☐ 末梢神経の圧迫の有無(尺骨神経,腓骨神経)
☐ 四肢の重なりの有無
☐ ベッド柵への接触有無
☐ 高い枕の使用による気道閉塞はないか
☐ 仙骨への過度な荷重はかかっていないか
☐ 各種ルートの絡まりはないか(特に下肢)

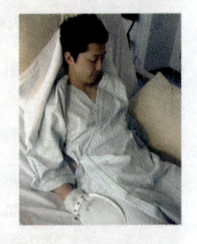

ここがポイント!

Head upでの不良肢位は,横隔膜の運動を阻害し,呼吸状態を悪化させる危険があるのでしっかり姿勢を保持しましょう.
保温(復温)等で毛布がかけてあり,四肢の観察がしにくい時がありますが,末梢血管抵抗を増大させないよう一箇所ずつ確認することが望まれます.

関連事項
ポケットマニュアルシリーズ
脳神経ケアと早期離床 ▶ 片麻痺患者のポジショニング ⇨ P093〜095

VII-2 早期離床と心臓リハビリテーションの実際
ドレーン・ライン類のさばき方

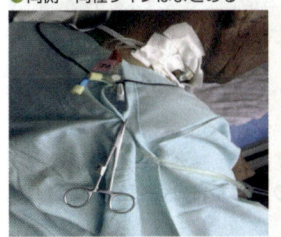

● 同側・同種ラインはまとめる　　● 離床時に考えるべき5つのポイント

1. 抜かない
2. 引っ張らない
3. 倒さない
4. 破損させない
5. 臓器よりも上げない
（胸腔ドレーン，尿量バックなど）

病衣を鉗子ではさみ生じたすきまに
ラインを通して工夫します

どういった工夫が必要？　必要なラインの延長（あそびを持たせる）をします．

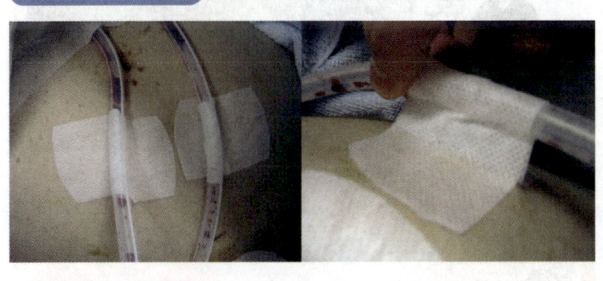

ここがポイント！

ドレーンやライン類は離床の妨げにはなりません．
離床行為の範囲を想定し，工夫することが望まれます．

関連事項 ポケットマニュアルシリーズ 呼吸ケアと早期離床　▶ 固定と管理方法 ⇒ P070

離床時のポイント！

離床中，医療者がやるべきこと

① まず患者さんの姿勢の安定化を図る
② ライン類の確認やデータの確認・分析
③ フィジカルアセスメント（触診など）の確認・分析
④ 離床中の経過記録

- 離床中，医療者は多くの作業を必要とします．そこで，図のような端座位中に，背中にピーナッツ型ボールを置くことにより，**医療者は患者さんの正面から介入でき**，各種のパラメータに気を配ることが可能となります．

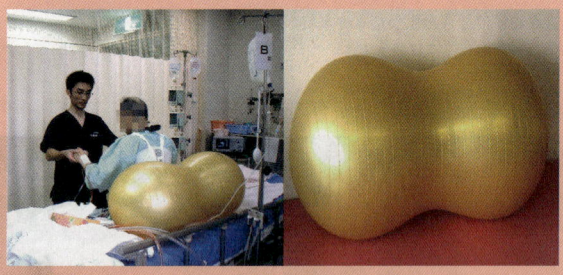

- 患者さんにとっては，後方からの支えがあることにより，安心感が高まります．

注意！

- 器具を使用する場合には，極力医療用のものを用いましょう．
- ピーナッツ型ボールなどに寄りかかる場合には，柵が安定しているかなど，周辺環境に留意します．

あるものを工夫することだね！

ドレーン・ライン類のさばき方

Ⅶ-3 早期離床と心臓リハビリテーションの実際
開心術後の起き上がり方

- 身体活動時の疼痛を軽減する Heart Hugger（ハートハガー）を用いた起き上がり法を紹介します．

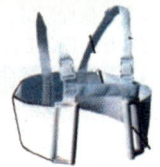

株式会社カルディオメドより提供

ベッドからの起き上がり

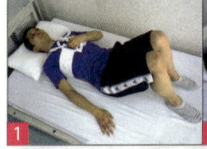

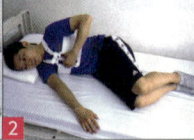

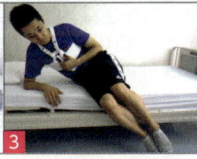

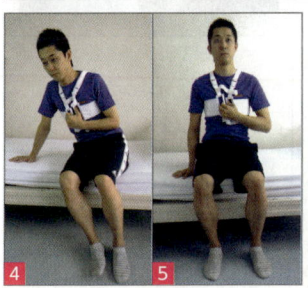

1. ハートハガーを片手で鷲掴みします
2. 膝を曲げ，起き上がる方へ寝返ります
3. 足を降ろしながら，肘で体を支えます
4. 体の支えを肘から手へ移します
5. 起き上がります

ここがポイント！

動作中は，いきまずに，ゆっくりと息を吐きながら行います．

注意点!!

反動をつけた起き上がりや，両手で柵を持って起きると，創離開の原因になります．

片麻痺患者の体位変換 ⇒ P096 〜 098

Ⅶ-4 早期離床と心臓リハビリテーションの実際
起立性低血圧対策

- 起立性低血圧は，離床の阻害因子の1つです．原因はさまざまですが，ここでは代表的な対策を紹介します．

弾力包帯による対策
- 末梢血管抵抗を増加
- 末梢部への血流シフトを最小限に留める

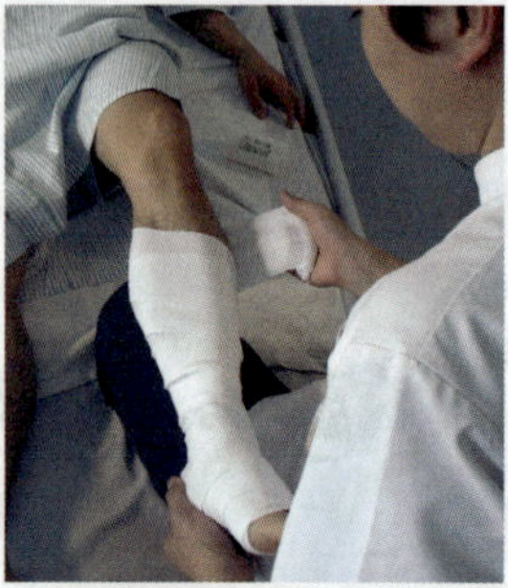

筋ポンプ運動による対策
- 下肢筋の自動運動により，筋周囲の血管運動（収縮・弛緩）を増加させる．
- 筋運動により静脈還流量を増加させる．

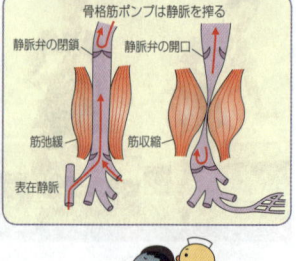

呼吸ポンプ
- 呼吸運動によって，上・下肢からの血流を右房へ戻す．
- 吸気時に胸腔から右房へ還流量を増加させる．
- 呼気時に腹腔から胸腔内へ血流を移動させる．

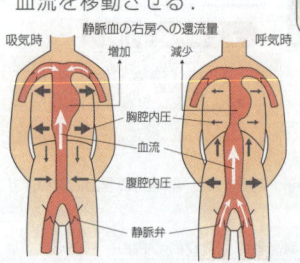

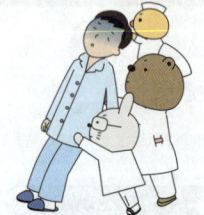

Ⅶ-5 早期離床と心臓リハビリテーションの実際
運動療法

1 開胸・開心術後の運動における注意点

- 多くの開心・開胸手術は胸骨正中切開法にて実施されます．図のように胸骨を開くため，術後の運動療法は様々な注意点が必要です．
- 胸骨の骨癒合は一般的に3ヶ月間であり，循環器病の診断と治療に関するガイドラインにおいても，術後3ヶ月間は上肢に過度な負荷を与えないよう指導しています．
  しかし，日常生活では，上肢の使用は不可欠であり，適度な運動を実施しなければ筋力低下はもとより，QOLまで低下させてしまう恐れがあります．

2 胸骨の固定法

■ 胸骨を固定する器具
- ワイヤー
- 胸骨ピン
- スーチャー（PDSコード）
- ステープル
- テープ（マーシリン）
- プレート
- バンド

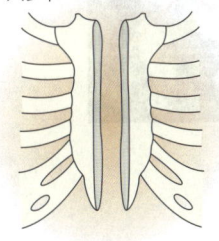

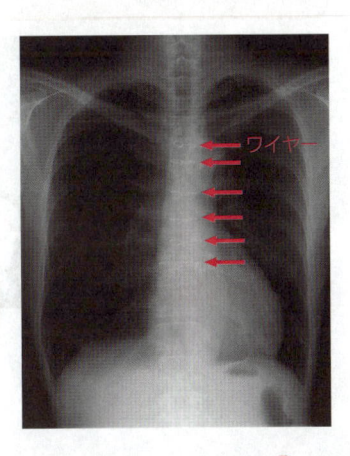

← ワイヤー

3 運動による胸骨への合併症

1. 胸骨癒合不全
2. 胸骨離開

ここがポイント！

動作により胸骨の不安定性を招かないようにするためには、まず患者さんの背景（骨粗鬆症や糖尿病、先天性骨疾患など）を把握し、胸骨閉鎖に使用されている製品を確認する事が必要です。

注意すること

胸骨離開は稀ですが、以下のような行為は癒合に悪影響を与える恐れがあります。

- □ 鉄棒にぶらさがる
- □ 腕立て伏せを行う（図1）
- □ 思い切り観音開きの扉を開ける（図2）
- □ 極端に重たい物を持つ
  （一般的には5kg以下）
- □ 高所の物を片手で取る

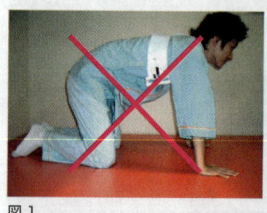

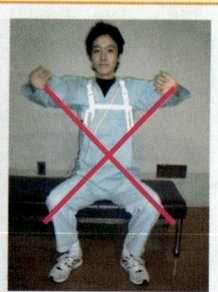

図1　図2

運動療法

4　ストレッチ体操

- 運動前に上下肢のストレッチを十分に行うことは，ケガの予防や運動パフォーマンスの向上にも反映します．ただし，手術による創部（胸骨，下肢静脈採取部）にはストレスを与えないように注意しましょう．

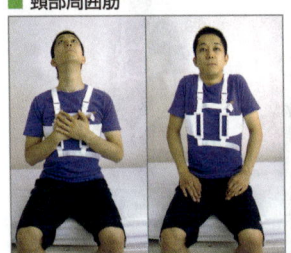

■ 頸部周囲筋

■ 肩甲帯周囲筋

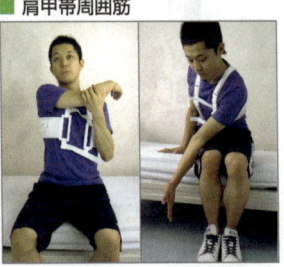

■ 大腿二頭筋，下腿三頭筋

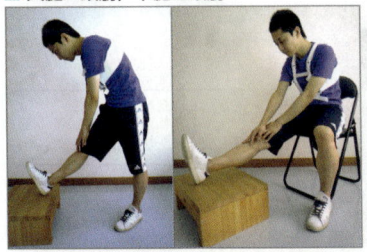

秒数：15〜30秒　回数：5〜10回

介入のポイント！

創痛がある場合→痛みが出ない範囲で愛護的に行います．
肩〜背中の軟部組織痛がある場合→積極的にストレッチを行います．

運動療法　117

5　チューブエクササイズ

- セラバンドを使用した筋力トレーニング（レジスタンストレーニング）は，日常生活動作における安定性の獲得に必要です．

■ 中殿筋　　■ 腸腰筋　　■ 大腿四頭筋

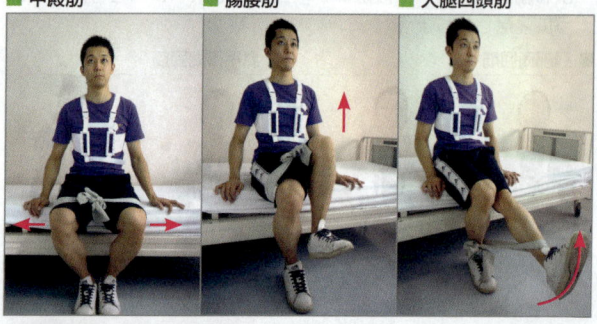

■ 前脛骨筋

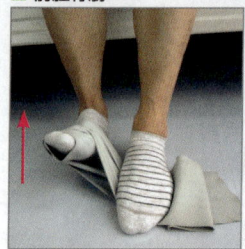

回数：8～15回
セット数：2～3セット

介入のポイント！

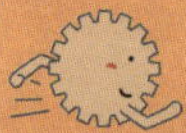

息を吐きながら，ゆっくりと行いましょう．

- 日常生活動作に必要な筋群を中心にトレーニングします．術後まもない上肢については，主治医の確認後，実施します．

運動療法

6 重錘バンド，ボールエクササイズ

重錘バンド 下肢に重錘バンドを付けて実施します．

■ 股関節屈曲運動

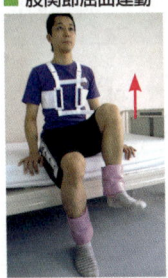

■ 膝関節伸展運動

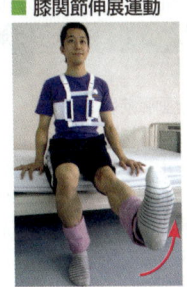

ボールエクササイズ

■ 股関節内転運動

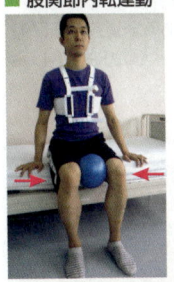

■ 上肢挙上運動

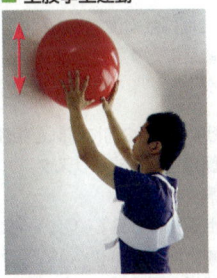

回数：8～15回
セット数：2～3セット

介入のポイント！

息を吐きながら，ゆっくりと行います．

7 レジスタンストレーニングの禁忌

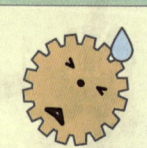

- レジスタンストレーニングの有効性は広く周知されていますが，以下の項目に該当される方は適応ではありません．

チェックポイント

☐ **絶対禁忌**
1. 不安定な冠動脈疾患
2. 代償されていない心不全
3. コントロールされていない不整脈
4. 重篤な肺高血圧症（平均肺動脈圧 55mmHg）
5. 重症で症状のある大動脈弁狭窄症
6. 急性心筋炎，心内膜炎，心外膜炎
7. コントロールされていない高血圧（＞180／110mmHg）
8. 急性大動脈解離
9. マルファン症候群
10. 活動性増殖性網膜症，中程度から悪化傾向のある非増殖性糖尿病性網膜症に対する高強度（80% 1RM～100% 1RM）の筋力トレーニング

☐ **相対禁忌（実施の前に医師と相談すること）**
1. 冠動脈疾患の主要なリスクファクターがある場合
2. 糖尿病
3. コントロールされていない高血圧症（＞160／100mmHg）
4. 運動耐容能が低い（＜4METs）
5. 筋骨格系の制限がある
6. ペースメーカーや除細動器の挿入者

高橋 哲也：運動療法．江藤 文夫 ほか編：JOURNAL OF CLINICAL REHABILITATION（臨床リハ）別冊 呼吸・循環障害のリハビリテーション．P227,2008．より引用
Williams MA et al：Resistance Exercise in individuals with and without Cardiovascular disease ； 2007 update:a scientific statement from the American Heart Association Council on Clinical Cardiology andCouncil on Nutrition,Physical Activity,and Metabolism.Circulation 116(5):527-584,2007 より引用

8 レジスタンストレーニング前のチェックポイント

- 心臓手術で胸骨正中切開されている患者さんに関しては，次の点を確認しましょう．

チェックポイント

☐ 胸骨正中切開後，3ヶ月経過している
☐ Dr よりレジスタンストレーニングの許可があること
☐ 重度の整形外科的障害がないこと
☐ 医療者の指示に従うこと

導入時の注意点

レジスタンストレーニングは次のようにすること

- 中程度からゆっくりとしたコントロールされたスピードでリズミカルに行うこと
- 錘を持ち上げて筋の収縮中には息を吐き，リラックスしていくときに息を吸うことで，動作，動きの全体を通して，息を止めることや力み過ぎること（バルサルバ効果）を避けること
- 上肢の運動と下肢の運動の間に適切な休息を入れること

初期の抵抗や錘の負荷は次のようにすること

- 健康で座位仕事が多い人には1セット8～12回で行う．低強度の抵抗であれば10～15回の繰り返しとする．例えば，50～60歳以上で，虚弱な人や心疾患者では1RMの40%以下から開始する
- 週2日1セットのトレーニングに制限する
- 上肢，下肢の大筋群（チェストプレス，ショルダープレス，肘伸展，バイセプスカール，プルダウン，ロワーバックエクステンション，クランチ／カールアップ，膝伸展，レッグプレス，レッグカール，カーヅレイズ）の運動で行うこと

高橋 哲也：運動療法．江藤 文夫 ほか編：JOURNAL OF CLINICAL REHABILITATION（臨床リハ）別冊 呼吸・循環障害のリハビリテーション.P.228,2008. より引用
Williams MA et al：Resistance Exercise in individuals with and without Cardiovascular disease;2007 update:a scientific statement from the American Heart Association Council on Clinical Cardiology andCouncil on Nutrition,Physical Activity,and Metabolism.Circulation 116(5):527-584,2007 より引用

9 レジスタンストレーニングの中止基準

1. 急性心筋梗塞または心筋梗塞疑い
2. 蒼白，チアノーゼまたは，冷たく湿った肌を含む循環不全の徴候
3. 運動失調症，めまい，視野や歩行の問題を含む中枢神経障害
4. ふらつき，混乱，嘔気，または重症末梢循環不全
5. レジスタンストレーニング中の狭心症発作
6. 徴候や症状を伴う収縮期血圧の降下，または立位安静時血圧以下への低下
7. リフティング時の血圧の過度の上昇：収縮期 220mmHg 以上，または拡張期 110mmHg 以上
8. レジスタンストレーニング中の異常な徐脈（1 分間あたり心拍数 10 回を超える減少）
9. 上室頻拍，またはトレーニングで起こった多源性上室性不整脈
10. テレメーター記録による，安静と比較しての明らかな ST の変化（2～3mm 以上）
11. 心室期外収縮の頻発，または心室頻拍（3 連発ないしそれ以上の連続した心室期外収縮）
12. 幅広い QRS の頻拍と区別できない，運動誘発性左脚ブロック
13. 重症呼吸困難，喘息，または疲労
14. テレメーターまたは，クイック記録上 2 度または 3 度の房室ブロックの発作
15. レジスタンストレーニングセッションの継続を妨げる，筋骨格系の障害の発生または，既往の新たな悪化
16. 運動処方，正しいリフティング技術，または適当記録（例：生理学的パラメーター，荷重の総量，施行回数など）に従わなかったとき
17. 過去の手術（例：CABG，ローテーター・カフ）に関する不快感
18. Borg スケールで，18 またはそれ以上の自覚的運動強度

D.E.Verrill and P.M.Ribisl,1996,`Resistive exercise training in cardiac rehabilitation an update` Sports Medicine21(5):375 より引用

武者 春樹 監訳：心疾患のスポーツリハビリテーション 基礎と応用．ナップ，P95, 2000. より引用

10 心拍数予備能 (heart rate reserve : HRR)

- 心拍数予備能の 30 ～ 50% の心拍数

Karvonen の式：[最高心拍数 − 安静時心拍数] × k ＋安静時心拍数

※非心不全例　　　→ k = 0.5 ～ 0.6
　NYHA Ⅰ～Ⅱ度 → k = 0.4 ～ 0.5
　NYHA Ⅲ度　　→ k = 0.3 ～ 0.4（洞調律の方に限る）

11 自覚的運動強度 (ratings of perceived exertion : RPE)

● ボルグスケール　※心拍数では運動強度の決定が困難な症例に対して

20	（もうだめ）
19	very very hard（非常にきつい）
18	
17	very hard（かなりきつい）
16	
15	hard（きつい）
14	
13	somewhat hard（ややきつい）
12	
11	fairly hard（楽である）
10	
9	very light（かなり楽である）
8	
7	very very light（非常に楽である）
6	（安静時）

※心不全患者での運動強度は 11 ～ 13 のレベルが最適

Borg G.Perceived exertion as an indicator of somatic stress.Scand J Rehabil Med 2:P92-98,1970. より引用

関連事項
ポケットマニュアルシリーズ
呼吸ケアと早期離床　▶　息切れスケール⇨ P022

運動療法

12 運動と METs

- METs は自宅での運動時に，ある程度の目安となります．
- 1METs は安静座位時の酸素摂取量（3.5ml/kg/min）です．
- 1METs は 1/kcal/min にほぼ同等なので，消費エネルギーの換算が簡便です．

● 運動強度と運動種目の関係

運動強度	運動種目
1~2METs（4~7mLO$_2$/分/Kg）	歩行（1.6km/時）
2~3METs（7~11mLO$_2$/分/Kg）	平地歩行（3.2km/時） 平地サイクリング（8.0km/時） ゴルフ（電動カートに乗る）
3~4METs（11~14mLO$_2$/分/Kg）	歩行（4.8km/時） サイクリング（9.7km/時） バレーボール（6人制 非競技） ゴルフ，アーチェリー バドミントン（ダブルス）
4~5METs（14~18mLO$_2$/分/Kg）	歩行（5.6km/時） サイクリング（12.9km/時） 卓球，ダンス バドミントン（シングルス） テニス（ダブルス） 多くの柔軟体操
5~6METs（18~21mLO$_2$/分/Kg）	歩行（6.4km/時） サイクリング（16.1km/時）
6~7METs（21~25mLO$_2$/分/Kg）	歩行（8.0km/時） サイクリング（17.7km/時） バドミントン（競技） テニス（シングルス） フォークダンス スキーツアー（4.0km/時）
7~8METs（25~28mLO$_2$/分/Kg）	ジョギング（8.0km/時） サイクリング（19.3km/時） バスケットボール
8~9METs（28~32mLO$_2$/分/Kg）	歩行（8.9km/時） サイクリング（20.9km/時） スキーツアー（6.4km/時） バスケットボール（激しい）
10METs（32mLO$_2$/分/Kg）	歩行（9.6km/時） スキーツアー（8.0km/時）

野原 隆司・伊東 春樹 監：心臓リハビリテーション 現場で役立つ Tips. 中山書店，P125，2008．より引用

13 身体活動能力指数 (specific activity scale ; SAS)

- 安静時の酸素摂取量を1METs（1METs=3.5mL/kg/min）として，自覚症状が出現する最初の運動強度から身体活動能力を推定します．
- 自覚症状に基づいた分類です．

●身体活動能力質問表

1. 夜，楽に眠れますか	(1MET 以下)
2. 横になっていると楽ですか	(1MET 以下)
3. 一人で食事や洗面ができますか	(1.6METs)
4. トイレは一人で楽にできますか	(2METs)
5. 着替えが一人で楽にできますか	(2METs)
6. 炊事や掃除ができますか	(2〜3METs)
7. 自分でふとんがひけますか	(2〜3METs)
8. ぞうきんがけはできますか	(3〜4METs)
9. シャワーを浴びても平気ですか	(3〜4METs)
10. ラジオ体操をしても平気ですか	(3〜4METs)
11. 健康な人と同じ速度で平地を100〜200m歩いても平気ですか	(3〜4METs)
12. 庭いじり（軽い草むしりなど）をしても平気ですか	(4METs)
13. 一人で風呂に入れますか	(4〜5METs)
14. 健康な人と同じ速度で2階まで昇っても大丈夫ですか	(5〜6METs)
15. 軽い農作業（庭堀りなど）はできますか	(5〜7METs)
16. 平地を急いで200m歩いても平気ですか	(6〜7METs)
17. 雪かきはできますか	(6〜7METs)
18. テニス（または卓球）をしても平気ですか	(6〜7METs)
19. ジョギング（時速8km程度）を300〜400mしても平気ですか	(7〜8METs)
20. 水泳をしても平気ですか	(7〜8METs)
21. 縄跳びをしても平気ですか	(8METs以上)

谷口興一編：心肺運動負荷テストー呼気ガス分析による心肺疾患の新しい見方．南江堂，P301-308，1993．より引用改変

Ⅷ-1 退院指導
運動指導

1 運動の指導方法

- 運動の種類：歩行運動，自転車運動など
- 運動強度：1人の場合；軽く息がはずむ程度
  2人の場合；会話が出来る程度
- 運動時間：経過によって異なりますが，20分～60分程度
- 運動頻度：最低週2回，可能であれば3～5回程度

2 運動開始前のチェック項目

チェックポイント

- □ 発熱の有無
- □ 吐き気の有無
- □ 動悸の有無
- □ 急激な体重の増加の有無
- □ 手足のむくみ増加の有無
- □ 尿量の程度

運動時の 注意点

① 競わないこと
② 意地にならないこと
③ 楽しむこと
④ 早朝・深夜は避けること
⑤ 家族に行き先を告げること
⑥ 水分補給をすること

運動療法の継続の ポイント！

1. 機器を用いないシンプル運動
2. 多くても3つの動作内容
3. 行動（運動）日記をつける
4. 1ヶ月毎にチェックし，翌月の目標を伝える

3 退院指導例(開心・開胸術後)

・実際に行っている退院指導について掲載します．

> **注意！** あくまでも，一例であり各施設毎に沿った内容で実施しましょう．

大和成和病院　リハビリテーション科 退院指導書 Ver2

心臓・大血管外科手術を受けられた＿＿＿＿＿＿＿＿＿＿様へ

ご退院，おめでとうございます！
本用紙は心臓・大血管外科手術後の運動指導及び一部の生活指導について記載しています．
退院後の生活および運動時における目安として捉えて下さい．

運動をはじめる前に，以下の事項がない事を確認しましょう！

① 安静時からムカムカする
② 熱(37.5)があったり，冷や汗をかいたりしている
③ 動悸が激しい
④ 急激な体重の増加(2〜3Kg)
⑤ 尿量が少ない

胸骨を切開された方について

1. 安定性

胸骨がしっかりと骨融合するまでに個人差はありますが，**約3ヶ月**かかります．
その間，ある一定の動作は控えるようにしましょう．

2. 控えて欲しい動作

1. 重たいもの(10Kg)を持ったり，抱えたりすること
2. 鉄棒などにぶら下がること
3. 四つ這い動作(図1)
4. 観音開きの扉の開閉(図2)

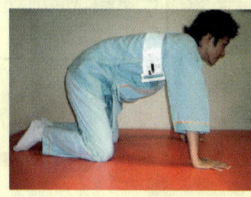

図1　　　図2

運動指導

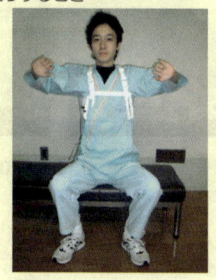

ハートハガーについて

正確なハートハガーの使用は，動作時の痛みを抑え，寝返りや起き上がりなどの日常生活動作を行いやすくしてくれます．しかし，着用のしすぎや使用方法を誤ると，肩こりや肺活量の増加を抑えてしまうなど逆効果として現れます．

□自宅に戻られて，_____～_____週間は着用しましょう．
□ハートハガーを外し，くしゃみ・せきをされる場合は（図3）を参照し，対応してみて下さい．ある程度痛みは和らげます．

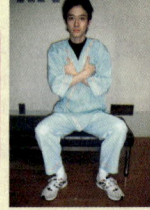

図3

ストレッチ運動

ここからは，実際の運動について説明します．基本的に入院中のリハビリで行った動作と変りませんので，思い出しながら実施してみましょう！

1. アキレス腱のストレッチ　　2. 内転筋群のストレッチ

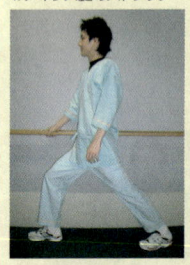

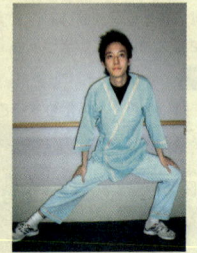

> 肩や首まわりのストレッチや運動については，リハビリ担当の指導を守りましょう．
> 自宅での自主トレーニング方法がありますので，気軽にお声かけ下さい！

▎ストレッチ運動は各15秒～20秒
▎左右，2回ずつ行いましょう

⚠ 注意　弾みをつけて行うストレッチは危険です．筋肉や腱が切れてしまう事がありますので，持続的にゆっくりと伸ばしましょう．

筋力トレーニング

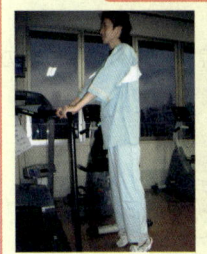

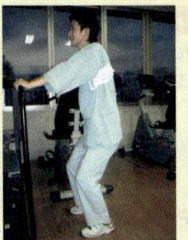

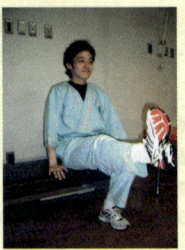

回数：各_____～_____回
セット数：_____セット

⚠️注意 息を吐きながら，大きく，ゆっくりと行いましょう．

歩　行

1日，_____～_____分位から始めてみましょう．

⚠️注意 運動後は必ずお水を飲みましょう．

術後のリハビリで，何かわからない点がございましたら，
リハビリ科までご相談下さい．

指導日：_____　　本人サイン：_____

Dr サイン：_____　　説明者サイン：_____

（代表）XXX-XXX-XXXX　内線：XXX

退院指導

運動指導

4 退院指導例(その他の心疾患)

1. 自宅での体調管理

- 安全な運動,体調の変化を早期に発見するためにも以下のことをチェックするよう説明します.

- ①体重測定
- ②血圧測定
- ③尿回数
- ④全身状態(倦怠感や手足のむくみ等)

- ①〜④を毎日チェックし用紙に記入
- ①,②はできるだけ同一時刻に測定
- ②は落ち着いた状態で測定
- ④はその日の状態をできるだけ詳しく

ここがポイント!

> 運動中の異常と合わせて①〜④に問題が生じていればすぐに病院を受診,或いは相談するよう説明します.

2. 自宅での運動にあたって

① 運動前の確認項目

- できれば血圧測定(安静時より20〜30mmHg高ければ行わない)
- 脈拍測定(安静時の脈拍数や不整脈のチェック)
- 全身状態(倦怠感,手足のむくみ,動悸等)
- 食後2時間位経っているか
- 薬の飲み忘れはないか

② 運動内容について

運動の種類	全身的,有酸素運動として歩行を勧める 歩行前には準備体操を奨励(ラジオ体操可)
運動時間	最初は20分を目標に　徐々に5分づつ増やす 最終目標は1時間/1回
運動の強さ	薄く汗ばむ程度 会話が可能な程度 安静時の脈拍+20〜30(安静時より脈拍数が多い,あるいは不整脈がある人はスタッフに相談)
運動の頻度	最初は週に2〜3日 目標は週に5〜6日(休息日を入れる)

③ 運動中の注意事項

☐ 動悸,めまい,冷や汗,吐き気,いつもより強い倦怠感が生じた際には無理をせず休む
☐ すぐに連絡がとれるよう工夫する
☐ できれば一人での運動は避ける
☐ ひとりで運動する際には人通りの少ない所は避ける
☐ 暑い時間帯は避ける(朝早く,夜遅くも同様です)
☐ 寒い日は保温に気をつけ十分な準備体操を心掛ける

運動指導

Ⅷ-2 退院指導
栄養指導・食事指導

一日分の目安　想定エネルギー量　2200 ± 200kcal
※ほとんどの女性と身体活動量の低い男性がこれに当たります

主食	ごはん・パン・麺（うどん・そば・スパゲティ） **ごはん（中盛り）だったら4杯程度**	毎食摂るもの
主菜	肉・魚・卵・大豆製品（豆腐・納豆・油揚げ）など **肉・魚・卵・大豆料理を3皿程度**	
副菜	野菜・豆・いも・きのこ・海藻類 **野菜料理5～6皿**	
乳製品	牛乳・ヨーグルト・チーズなど **牛乳だったらコップ1杯程度**	1日の中で摂るもの
果物	みかん・りんご・なし・バナナ・いちご　など **みかんだったら2コ程度**	

※糖尿病・腎臓病等を合併している患者さんはこの摂り方にはあてはまりません

塩分　調味料類（みそ・しょうゆ）・漬物・塩鮭・佃煮・明太子・塩辛・練りもの・ハムなど
食塩で小さじ1杯程度（6g）

> 塩分の摂りすぎは血圧上昇・浮腫の原因になります！

減塩対策
- 塩辛いもの，塩蔵品は控えめに．
- 味噌汁やスープ・麺類は具を多くして1日一杯に，麺類のスープは残す．
- しょうゆ・ソースはかけずにつけて食べる．

**油　　　　**サラダ油・マヨネーズ・ごま・ナッツ類・豚ばら肉　など
多脂性食品　植物油で大さじ1杯程度

> 油の摂りすぎはエネルギー過剰摂取につながり，種々の悪影響をもたらします！

脂を減らそう
- 調理で使う油や脂の多い食品は1日3回までにする．揚げ物は週2～3回まで．
- 皮付きやばら肉など脂の多い部位より，ささみ・ロースなど脂の少ない部位を選ぶ．
- 揚げる・炒めるなど油を添加する調理法よりも煮る＞蒸す＞網焼きの脂を落とす調理を．

食事療法のポイント！

1. バランスの取れた食事
   主食，主菜，副菜（野菜），乳製品，果物を適正量摂ります．
2. 減塩
   薄味調理を心がけ，1日6gを目標にします．

IX-1 | 薬剤
よく使用される薬剤

!詳しくは医療用医薬品添付文書を参照ください

1 心拍数,血圧に影響する循環器用薬

- 循環器疾患の方は血行動態に影響のある薬物を内服していることが多く,基本は安静時の血行動態に合わせて処方されています.
- しかし,離床を含む運動時では,若干その作用が異なる場合があるため,注意が必要です.

循環器用薬	心拍数		血圧	
	安静時	運動時	安静時	運動時
硝酸薬(ニトログリセリンなど)	↗	↗		
β遮断薬				
・ISA(+)ピンドロールなど	→	↓	↓↓	↓↓
・ISA(-)プロプラノロールなど	↓↓	↓↓	↓	↓
Ca拮抗薬				
・ジヒドロピリジン系				
(ニフェジピンなど)	↑	↑	↓↓	↓↓
・非ジヒドロピリジン系				
(ベラパミル)	↘	↓	↘	→
(ジルチアゼム)	→	↓	↓	→
ACE阻害薬	↘	→	↓	↓
強心配糖体(ジゴキシンなど)	↓	↓	→	→

ISA: 内因性交感神経刺激作用
ACEI: アンジオテンシン交換酵素阻害薬

伊東 春樹 監:心臓リハビリテーション 現場で役立つTips.中山書店,P220,2008.より引用

2 強心薬・心不全治療薬

分類	一般名	商品名	特徴
ジギタリス製剤	ジゴキシン	ジゴシン®	心筋の収縮力増強作用を持ち、おもに慢性期に使用
ジギタリス製剤	メチルジゴキシン	ラニラピッド®	
カテコラミン系	ドパミン塩酸塩	イノバン®注	$β_1$受容体を活性化させて心収縮増強と心拍増加をもたらす。肺動脈は収縮させる
カテコラミン系	ドブタミン塩酸塩	ドブトレックス®注	強力な$β_1$刺激作用をもつ。心収縮増強と中等度の末梢血管抵抗減弱が生じるため、心拍出量が増加しやすい。心拍数も増加するがドパミンより軽度。肺動脈は拡張させる
カテコラミン系	アドレナリン	ボスミン®注	心肺停止からの蘇生目的で使用
カテコラミン系	ノルアドレナリン	ノルアドレナリン®注	強力な$β_1$刺激作用により心収縮増強、心弛緩能の改善、心拍数増加を生じる。$α_1$受容体刺激により末梢血管が収縮し非重要臓器から循環系に血流をシフトさせる
カテコラミン系	イソプレナリン塩酸塩	プロタノール®注	催不整脈作用、心筋酸素消費量増加があるため強心薬として使用は少なくなっている
カテコラミン系	ドカルパミン	タナドーパ®	ドパミンプロドラッグ
カテコラミン系	デノパミン	カルグート®	ドブタミン離脱時に使用
PDE Ⅲ阻害薬	ミルリノン	ミルリーラ®注	末梢血管の拡張と強心作用があり心筋酸素消費量をほとんど増加させることなく強心作用を示し、血圧低下も少ない。肺動脈を拡張させる
PDE Ⅲ阻害薬	オルプリノン塩酸塩	コアテック®注	肺動脈を含む血管拡張作用がより強いとされている。血圧低下に注意が必要
その他	ピモベンダン	アカルディ®カプセル	PDE阻害作用に加え、心筋のCa感受性を増加させ強心効果を示す
その他	カルペリチド	ハンプ®	α型ヒト心房性Na利尿ペプチド受容体に結合し、血管拡張作用と利尿効果を示す。肺動脈嚔入圧を低下させ、心拍出量を増加させるが心拍数は増やさない

ここがポイント！

γ計算の方法

① $1γ=1μg/Kg/min$, $1μ=1/1000mg$ です.
② 大体シリンジポンプは一時間あたりの流量なので60分として考えると
$1γ=1/1000×体重×60=0.06×体重$ [mg/h] となります.
③ 次にこの患者さんにとって$1γ$が何mg/hなのか計算します.
体重50Kgの場合は$0.06×50=3$, $1γ=3mg/h$ となります.
投与薬剤を1ml=3mgになるように希釈すると体重50kgの場合1ml=1γとなります.

3 降圧薬

分類	一般名	商品名	作用機序	特徴
Ca拮抗薬	ニフェジピン	アダラート® アダラート®L アダラート®CR	血管平滑筋細胞内へのカルシウムイオン流入を抑制し血管拡張作用をもたらす	ニフェジピンは即効性で強力な降圧作用を示す.Lは徐放剤,CRは24時間にわたり有意な降圧がある.副作用として頻脈,顔面紅潮がよくみられる
	アムロジピンベシル酸塩	ノルバスク®		作用時間が最も長い($T_{1/2}$:39時間)
	ニカルジピン塩酸塩	ペルジピン®		同類薬のなかでは降圧作用や心臓に対する作用は穏やかなほうで,脳血流をよくする作用が高い
	ジルチアゼム塩酸塩	ヘルベッサー®		ニフェジピンに比べて降圧は穏やかだが脈拍への影響がほとんどない
	ベニジピン	コニール®		降圧作用は他のCa拮抗薬に比べると穏やか

分類	一般名	商品名	作用機序	特徴
ACE阻害薬	カプトプリル	カプトリル®	ACEを阻害してアンジオテンシンIIの産生を抑制する.副作用の一つに空咳がある	速効性がある.腎機能低下がある場合は注意が必要
	エナラプリルマレイン酸塩	レニベース®		ACE阻害効果はカプトプリルより数倍強い.空咳の頻度は高い
	イミダプリル塩酸塩	タナトリル®		空咳の頻度が少ない
	テモカプリル塩酸塩	エースコール®		腎機能低下の場合,急激に血圧低下をきたすことがあるため注意が必要

分類	一般名	商品名	作用機序	特徴
アンジオテンシンII受容体拮抗薬(ARB)	カンデサルタンシレキセチル	ブロプレス®	アンジオテンシンIIのタイプ1受容体に結合し,アンジオテンシンIIの作用を阻害する	AT_1受容体を介した副腎でのアルドステロン遊離に対する抑制作用も降圧作用に一部関与している
	ロサルタンカリウム	ニューロタン®		高尿酸血症を合併している場合はARBの中で第一選択となる
	バルサルタン	ディオバン®		強い血管拡張作用だけでなく,臓器保護作用も併せ持つ
	テルミサルタン	ミカルディス®		$T_{1/2}$が20〜24時間とARB中で最も長く,24時間にわたり持続的な降圧作用を示す

よく使用される薬剤

分類	一般名		商品名	作用機序	特徴
β遮断薬	$β_1$選択性 ISA-	メトプロロール酒石酸塩	セロケン®	β受容体を遮断し心拍出量を低下させる. レニン産生・分泌も低下させる	$β_2$遮断作用が少なく血管抵抗の上昇, 気管支の収縮が少ない. 糖代謝への影響も少ない. 心筋収縮力や心拍数の抑制が強いため徐脈に注意が必要
		アテノロール	テノーミン®		
	$β_1$選択性 ISA+	アセブトロール塩酸塩	アセタノール®		ISA+のため心筋収縮力や心拍数の抑制が弱いため高齢者には使用しやすい. 反面狭心症や心筋梗塞の2次予防には不適
		セリプロロール	セレクトール®		
	$β_1$非選択性 ISA-	プロプラノロール塩酸塩	インデラル®		非選択性のため心機能抑制作用に加えて$β_2$遮断作用である気管支収縮も起きるので喘息患者には禁忌
	$β_1$非選択性 ISA+	ピンドロール	カルビスケン®		ISAを有するので過度に心機能を抑制することが少ない

分類	一般名	商品名	作用機序	特徴
α遮断薬	プラゾシン塩酸塩	ミニプレス®	血管平滑筋の$α_1$受容体を遮断し血管拡張作用を発揮する	早朝高血圧に有用. 脂質代謝, 耐糖能異常, 前立腺肥大による排尿障害を合併している症例に対して有用
	ドクサゾシンメシル酸塩	カルデナリン®		

分類	一般名		商品名	作用機序	特徴
利尿薬	サイアザイド系	トリクロルメチルアジド	フルイトラン®	遠位尿細管のNa再吸収を抑制することにより循環血液量を減少させる. 降圧作用は緩徐	降圧剤としては第一選択薬
		ヒドロクロロチアジド	ダイクロトライド®		
	ループ	フロセミド	ラシックス®		利尿作用が強い. 腎機能高度低下患者ではループ利尿薬のみが使用可能
		アゾセミド	ダイアート®		
	カリウム保持性	スピロノラクトン	アルダクトンA®		アルドステロン過剰によって起こる高血圧に対して第一選択となる

*ISA (内因性交感神経刺激作用)
カテコラミン枯渇状態においてβ遮断薬自体がβ受容体を刺激する作用. ISA+の場合, 心拍数や心筋収縮力を低下させる効果が減弱する.

4 抗不整脈薬

一般名	商品名	特徴
キニジン硫酸塩水和物	硫酸キニジン®	Ⅰ-a群抗不整脈薬．高度伝達障害に適応．薬効の個人差が大きい
ジソピラミドリン酸塩	リスモダン®	Ⅰ-a群抗不整脈薬．心筋興奮抑制が比較的強い
プロカインアミド塩酸塩	アミサリン®	Ⅰ-a群抗不整脈薬．期外収縮（上室性・心室性），発作性頻拍（上室性・心室性），心房細動，心房粗動に適応．心筋の異所性自動能と刺激伝導能を抑制し心筋の興奮を抑制する
シベンゾリンコハク酸塩	シベノール®	Ⅰ-a群抗不整脈薬．頻脈性不整脈（上室性・心室性）に適応
アプリンジン塩酸塩	アスペノン®	頻拍性不整脈（上室性・心室性）に適応
メキシレチン塩酸塩	メキシチール®	Ⅰ-b群抗不整脈薬．心室性頻脈性不整脈，ジギタリス中毒時の不整脈に適応．心筋抑制作用がないため，心機能低下例の心室性期外収縮では優先的に使用する
リドカイン塩酸塩	キシロカイン®	Ⅰ-b群抗不整脈薬．緊急時の心室性期外収縮や心室頻拍の第一選択薬．心筋抑制作用が少ない
ピルジカイニド塩酸塩	サンリズム®	Ⅰ-C群抗不整脈薬．緊急治療を要する頻脈性不整脈（心室性・上室性）に適応
フレカイニド酢酸塩	タンボコール®	Ⅰ-C群抗不整脈薬．緊急治療を要する頻脈性不整脈（上室性・心室性）心室内伝導，ヒス・プルキン伝導ならびに心室内伝導を抑制
アテノロール	テノーミン®	β遮断薬．不整脈（上室性・心室性）に適応，中枢性副作用，肝臓疾患が懸念される場合に選択
カルベジロール	アーチスト®	β遮断薬．不整脈（上室性・心室性）に適応．低心機能・心不全の合併例に使用
アミオダロン塩酸塩	アンカロン®	Kチャンネル遮断薬．突然死予防薬としてエビデンスが確立している
ニフェカラント塩酸塩	シンビット®	Kチャンネル遮断薬．致死的不整脈（心室頻拍，心室細動）で他の抗不整脈が無効で使用できない場合が適応
ベラパミル塩酸塩	ワソラン®	Ca拮抗薬．発作性上室性頻拍，発作性心房細動・心房粗動に適応
ベプリジル塩酸塩水和物	ベプリコール®	CaチャンネルおよびKチャンネル遮断作用を持つ．心房細動に適応

よく使用される薬剤

5 利尿薬

分類	一般名	商品名	効果発現時間	効果持続時間	特徴
ループ利尿薬	フロセミド	ラシックス®	注射：数分 経口：約1時間	注射：約3時間 経口：約6時間	Na^+とCl^-の能動的な再吸収を阻害する結果，ClとNaの尿中排泄が促進され，強い利尿効果が現れる．健常者の尿量を約8倍の効果が期待できる．降圧作用は弱い
ループ利尿薬	アゾセミド	ダイアート®	経口：約1時間	約9〜12時間	
ループ利尿薬	ブメタニド	ルネトロン®	注射：5〜10分 経口：約0.5〜1時間	注射：1.5〜3時間 経口：約3〜5時間	
カリウム保持性利尿薬	スピロノラクトン	アルダクトンA®	経口：3〜8日	2〜3日	遠位尿細管に作用し，アルドステロンの分泌亢進状態で利尿効果を示す．健常者の尿量を1としると約3倍の効果が期待できる．体内にKを保持したまま利尿効果を得ることができるが腎機能低下のある場合は使用を避ける
カリウム保持性利尿薬	カンレノ酸カリウム	ソルダクトン®	注射：1〜4日	1〜1.5時間	

6 抗血小板・抗凝固薬

分類	一般名	商品名	特徴
抗血小板薬	アスピリン	バイアスピリン®	COXを選択的に阻害し，トロンボキサンA_2の産生を阻害することで血小板活性化を抑制する．全般に使用される．副作用として消化性潰瘍，喘息誘発などがある
抗血小板薬	チクロピジン塩酸塩	パナルジン®	冠動脈ステント留置後の血栓予防効果で使用される．時に致死的な合併症（汎血減少，血栓性血小板減少性紫斑病，肝障害）を引き起こすことがある
抗血小板薬	クロピドグレル硫酸塩	プラビックス®	チクロピジンの後発薬で，急性冠症候群のみが適応
抗血小板薬	シロスタゾール	プレタール®	PDEⅢを阻害することで，血小板活性化を抑制する．下肢閉塞性動脈硬化症の症状改善に適応する．内皮細胞増殖抑制作用もありステント留置後の再狭窄予防効果も期待されている．出血性合併症も少なく他剤に併用することも多い
抗血小板薬	サルポグレラート塩酸塩	アンプラーグ®	セロトニン受容体を選択的に阻害し血小板凝集を抑制する血管収縮抑制作用も有する．閉塞性動脈硬化症に用いられる
抗凝固薬	ワルファリンカリウム	ワーファリン®	ビタミンK依存性凝固因子の産生を阻害し抗凝固作用を示す．静脈血栓に対して有効．PT-INR1.5以下では効果が低く，2.6を超えると出血性合併症のリスクが高まる．ビタミンKにより作用が減弱されるため納豆・クロレラは摂取を制限する
抗凝固薬	ヘパリンナトリウム	ヘパリン®	ATⅢと結合しトロンビン阻害活性を強める．APTTを正常対象の約2倍，ACTを200〜300秒程度にてコントロールする．拮抗薬あり（プロタミン硫酸塩）

よく使用される薬剤

7 狭心薬

分類	特徴
硝酸薬	冠血管拡張作用と静脈系を主体とした末梢血管拡張作用がある．おもに前負荷軽減により心仕事量を軽減する
β遮断薬	冠動脈に器質的狭窄を有する労作性狭心症や心筋梗塞後の狭心症発作予防
Ca拮抗薬	冠動脈拡張作用，後負荷の減少と心収縮力の低下による心筋酸素受容低下により狭心症症状を改善させる．冠攣縮性の場合はジアゼパムが第一選択となる．冠攣縮の予防効果は硝酸薬より優れており，耐性現象もない

経路	一般名	商品名	効果発現時間	効果持続時間	特徴
注射薬	ニトログリセリン	ミリスロール®	投与開始直後	点滴投与中	急激な血圧低下や心拍出量の低下に注意が必要
	硝酸イソソルビド	ニトロール®		2～4時間	持続時間が長い．ニトログリセルンに比べ血圧降下は弱い
舌下錠	ニトログリセリン	ニトロペン®錠	1～2分	30～60分	吸収が早く，肝を通過せずに直接体循環に移行するため，速効性はあるが作用時間は短い．胸痛発作時に使用
	硝酸イソソルビド	ニトロール®錠	2～5分	60～120分	
スプレー	ニトログリセリン	ミオコール®スプレー	1～2分	30～60分	舌下が困難な場合や口腔内が乾燥して舌下での効果発現の遅れが懸念される場合はスプレーを選択する
	硝酸イソソルビド	ニトロール®スプレー		30～120分	
経皮吸収剤	ニトログリセリン	ニトロダームTTS®	1時間以内	24時間以上	内服が困難な患者に使用する．角質化した皮膚には貼らない
	硝酸イソソルビド	フランドルテープ	2時間	24～48時間	
内服薬	硝酸イソソルビド	ニトロール®錠	15～30分	3～5時間	
		ニトロール®Rカプセル	1時間以内	8～12時間	
		フランドル®	1時間前後	8～12時間	
	一硝酸イソソルビド	アイトロール®	30～60分	7時間	肝での初回通過効果を受けにくく体内で長時間安定した効果を示す

ここがポイント！

β遮断薬は心拍数や血圧を低下させる作用があるため，β遮断薬を内服する前の運動処方と内服後の運動処方は異なります．

循環器ガイドラインにおいても，β遮断薬内服中の処方は安静時心拍数+20回，非内服中では+30回と記載があります．

運動中の心拍数増加も抑えられているため，基本的にはKarvonen法による心拍予備能を用いる方法も困難です．

可能であれば，β遮断薬内服中の方は，精密な方法である呼気ガス分析による運動処方が望まれます．

> **本書利用上のご注意**
>
> - 本書は,医療に携わる皆さんが効率的に知識を得られるよう構成されていますが,患者さんの症状・病態によって全て適応となるとは限りません.実際の臨床場面では,患者さんの病態を的確に見極め,医療者個々の判断で離床を行って下さい.
> - 被写体が個人と特定できる写真はすべてモデルを使用し,本人の承諾を得て掲載しています.

看護・リハビリに活かす
循環器ケアと早期離床 ポケットマニュアル

発行日	2009年 10月 30日 初版 発行 2015年 4月 1日 第4刷発行
監修	曷川 元・永谷 悦子
編集協力	日本離床研究会 〒102-0073 東京都千代田区九段北1-2-12 プラーレルビル2F http://www.rishou.org/
発行所	丸善プラネット株式会社 〒101-0051 東京都千代田区神田神保町2丁目17番 神田神保町ビル 電話 03-3512-8516 http://planet.maruzen.co.jp/
発売所	丸善出版株式会社 〒101-0051 東京都千代田区神田神保町2丁目17番 神田神保町ビル 電話 03-3512-3256 http://pub.maruzen.co.jp/
印刷・製本	大日本印刷株式会社
デザイン	品川 幸人・新保 真奈
イラスト	ささきみお・清水 理江・藤井 達也・佐藤 和美

書店店頭で好評発売中!

本書のお求めは…
　最寄りの書店でご購入
　　⇩なければ
　「丸善の離床マニュアル」
　　　　　　とご注文
※品切れの場合は,研究会のホームページでも購入できます.
詳しくは…
[日本離床研究会] [検索]

© 2009 H.Katsukawa Printed in Japan.

- 本書内容の無断転載,複製,複写(コピー),翻訳を禁じます.複写を希望される場合は,そのつど事前に許諾を得てください.

ISBN978-4-86345-027-1　C3347